これで安心！

腰痛・坐骨神経痛

～痛み・しびれの悩み　スッキリ解消！

監修
戸山芳昭
慶應義塾大学名誉教授

高橋書店

はじめに

腰痛や坐《ざ》骨《こつ》神《しん》経《けい》痛《つう》はよくある悩みですが、特に高齢になると多くなります。日本では65歳以上の高齢者がすでに人口の24%を超えています。２０５０年には40%を超えると予測されています。超高齢社会を迎え、足腰の痛みに悩まされる人はますます増えると考えられます。２０１３年には、10年間にわたる「第二次健康日本21」がスタートしました。ここでも「高齢者の健康」の項目のなかで、足腰に痛みのある高齢者を減らすことが重要な目標のひとつとなっています。

腰痛や坐骨神経痛は直接に命をおびやかすわけではありませんが、足腰の痛みがあれば生活活動は大きく制約されます。高齢者では、寝たきりの大きな原因ともなり、介護をする家族への負担も増大させます。活動的でない生活は、心身の健康にも悪影響を及ぼし、糖尿病や高血圧といった持病まで悪化させがちです。人生の楽しみを諦めざるをえない人もいるでしょう。

加齢に伴う背骨や椎《つい》間《かん》板《ばん》の老化は誰にでも起こりますが、適切な治療を行い、日常生活で自己管理に努めることで、痛みは抑えられます。医療も進歩し、重症の場合に行われる手術にも、最近ではより体に負担の少ない方法が増えて、高齢者も受けやすくなっています。足腰の痛みは「年のせいだからしかたがない」と諦める時代ではありません。

腰痛・坐骨神経痛に悩む人が、自分の痛みに上手に対処し、いくつになっても自分の足で歩ける生活を維持するために、本書を役立てていただければ幸いです。

慶應義塾大学名誉教授　戸山 芳昭

これで安心！　腰痛・坐骨神経痛～痛み・しびれの悩み スッキリ解消！

目次

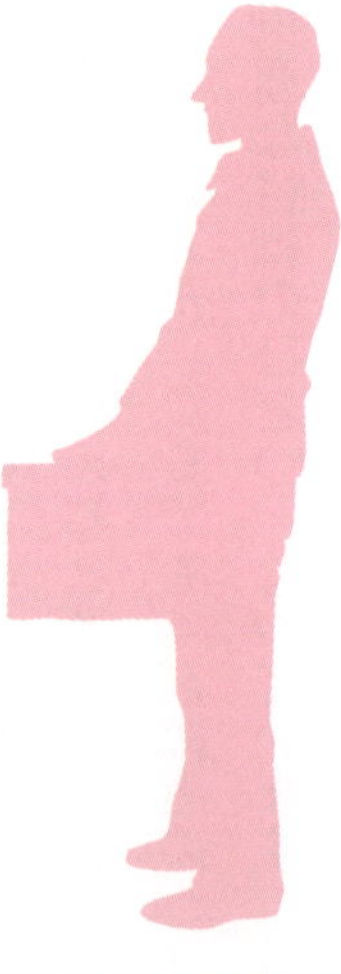

第3章

腰痛・坐骨神経痛が起こる病気

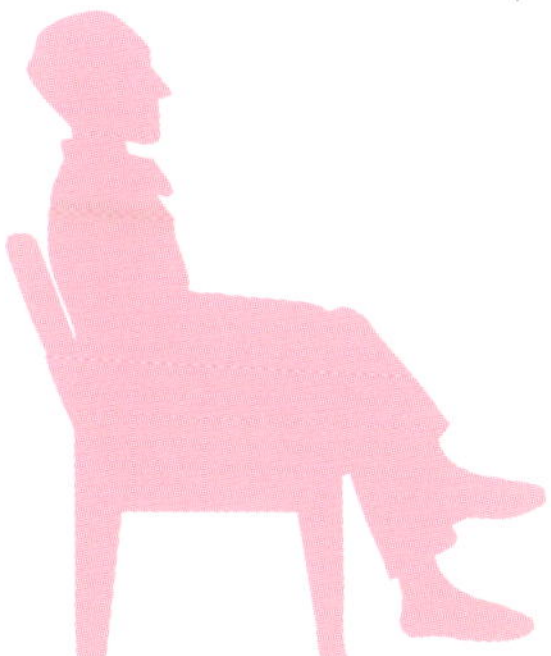

第4章 痛みを軽くする保存療法

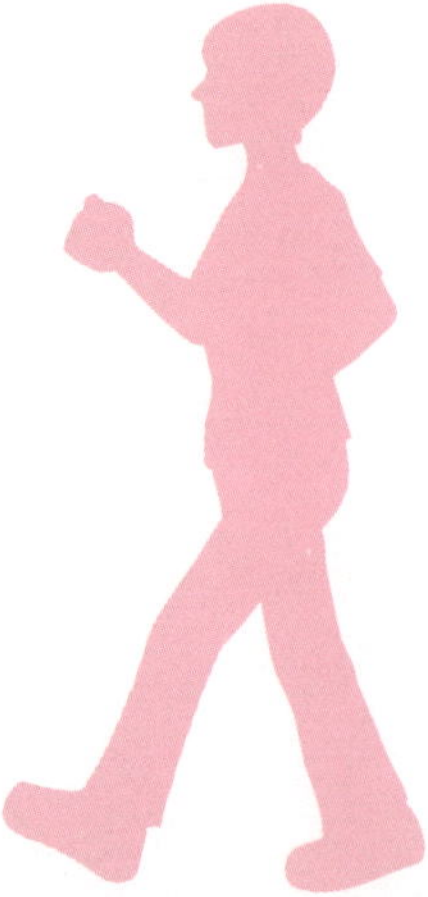

第5章 手術を考えるとき、受けるとき

第6章 痛みを出さない生活法

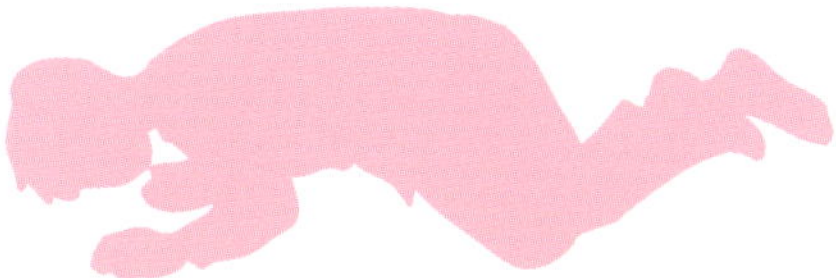

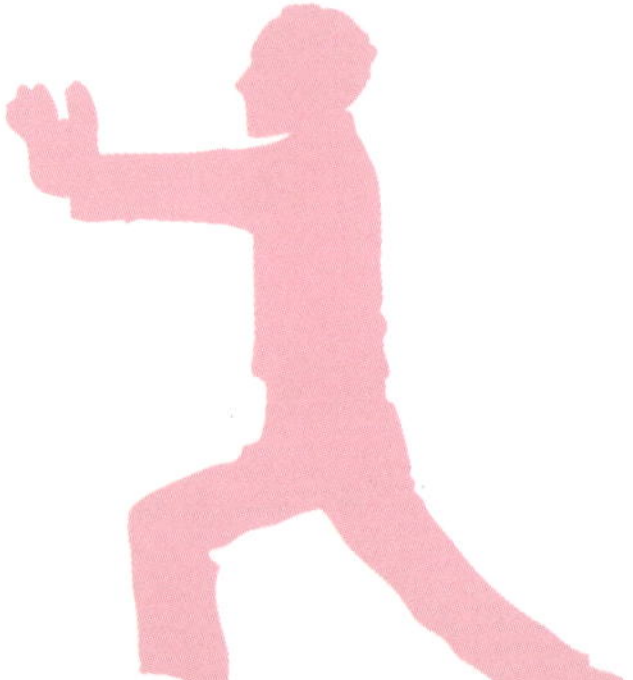

装丁・本文デザイン　宮嶋まさ代
カバーイラスト　石田純子
本文イラスト　秋田綾子
校正　㈱ぷれす
編集　径ワークス
プロデュース　高橋インターナショナル

※本書の情報は基本的に2013年2月現在のものです。

第1章

腰痛・坐骨神経痛はなぜ起こる？

症状を理解し、治療や自己管理をしていくためにも、まず背骨のこと、痛みにかかわる神経のことを知っておきましょう。適切な対処は、あなたの腰痛・坐骨神経痛を知ることから始まります。

多くの人が腰痛で悩んでいる

●腰の痛みの背景にはさまざまな要因がある

最も多くの人が悩んでいる症状が「腰痛」

　整形外科を訪れる患者さんに最も多い訴えが腰痛です。それもそのはず、厚生労働省が行っている「国民生活基礎調査」によれば、入院していない、普通に生活している人がもっている症状は、男性では第1位が腰痛、女性では第2位が腰痛で、全体で最も多いのが腰痛です（左ページの表）。年代別にみると、腰痛は加齢とともに増えていき、高齢になれば5人に1人は腰痛もちということになります（左ページのグラフ）。

　そうした腰痛の多くに、**加齢に伴う背骨の変化**がかかわっているのは確かですが、それだけでは説明がつきません。腰痛の現れる背景は複雑で、人それぞれの原因があります。

　日常生活で、**腰に大きな負担のかかる作業**をしていたり、**長時間同じ姿勢で座り続けている**のも、腰痛の原因となります。**肥満**は腰にかかる負荷を大きくするのに加え、おなかが出ると重心がずれて背骨に無理がかかります。**運動不足**も、腰を支える筋肉が弱って、背骨の負担が増す

ここが聞きたい

Q 背骨のどんな加齢変化で腰痛が起こってくるの？

A 　椎間板《ついかんばん》がつぶれたり、椎《つい》骨《こつ》が変形したり、椎間関節《ついかんかんせつ》の連結が不具合になったりと、背骨を構成しているさまざまな組織の変化が原因になります。腰椎を支える筋肉の衰えや、腰が曲がった姿勢によって起こる腰痛もあります。

　加齢に伴って起こる腰椎の病気では、これらがいくつも重なっていることもよくあります。

有訴者率の上位5症状

		症状	有訴者率＊
男	第1位	腰痛	89.1
	第2位	肩こり	60.4
	第3位	鼻がつまる・鼻汁が出る	58.9
	第4位	せきやたんが出る	57.2
	第5位	手足の関節が痛む	41.4
女	第1位	肩こり	129.8
	第2位	腰痛	117.6
	第3位	手足の関節が痛む	71.4
	第4位	鼻がつまる・鼻汁が出る	59.3
	第5位	体がだるい	56.7

＊人口1000人あたりの自覚症状がある人の数

腰痛の年代別有訴者率

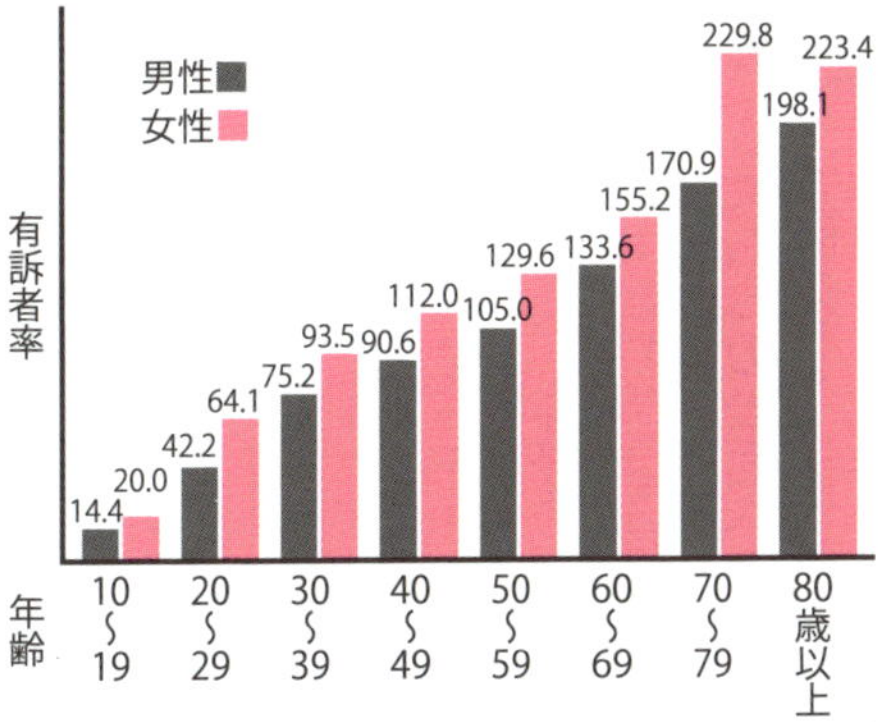

(厚生労働省「平成22年国民生活基礎調査の概況」による)

原因になります。さらに、痛みの感じ方には心理面のかかわりも大きいため、**ストレス**もまた腰痛の原因となります。こうした要因がある人は、腰痛も起こりやすくなるのです。

老化は避けられなくても痛みに制約されない生活を

背骨の老化は20～30歳代から始まります。誰でも老化を避けて通ることはできませんが、だから腰痛が起こるのは年のせいというものではありません。悩んでいるなら、まずは整形外科で腰椎《ようつい》に何か病気がないかをみてもらいましょう。

治せる病気なら、年のせいと諦める必要はありません。老化した背骨を元に戻すことはできなくても、痛みを軽くするための治療はできます。

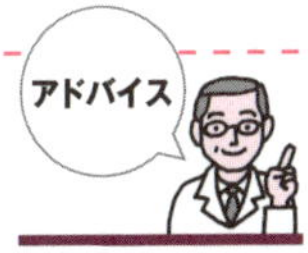

治りにくい痛みに対する専門外来も増えている

原因が絞りきれないような治りにくい痛みに悩む人に対して、最近、「疼痛《とうつう》外来」や「疼痛センター」などを設ける施設も増えてきています。整形外科ばかりでなく、心療内科や精神科、ペインクリニック、理学療法などのスタッフが集まって、チーム医療で「集学的な治療」を提供しようというものです。

「椎間板ヘルニア」や「脊柱管《せきちゅうかん》狭窄症《きょうさくしょう》」などの腰椎の病気がないのは明らかなのに、それでも痛くて困っているという場合には、そうしたチーム医療で多方面から分析するのが望ましいといえるでしょう。

坐骨神経痛の原因はどこにあるか

多くは腰部の椎間板ヘルニアや脊柱管狭窄症によって起こる

痛みのある部位に異常があるとは限らない

「坐骨神経痛《ざこつしんけいつう》」は病名と思っている人がいますが、じつは症状の名前です。坐骨神経は腰から出てお尻から太ももの後面を通り、足へ向かって伸びている神経で、下肢の知覚や運動をつかさどっています。何らかの原因でこの神経が障害されて起こるのが坐骨神経痛で、神経の走行に沿って症状が現れます（左ページの図）。

お尻から太ももの後面へと走るような痛みであれば、まず坐骨神経痛と考えられます。**しびれを伴う**こともよくあります。初期の軽症のうちは**お尻の痛み**と感じる人もいます。痛みやしびればかりでなく、**麻痺《まひ》**が現れたり、**歩行障害**が起こることもあります。

こうした症状が現れているのは脚であっても、その原因が脚にあるとは限りません。じつは**坐骨神経痛の多くは腰に原因がある**のです。坐骨神経痛の原因となる病気は下段のようにいろいろありますが、最も多いのは、坐骨神経が出ている腰椎《ようつい》の病気です。

知って
おきたい

坐骨神経痛の原因となる病気

- 腰椎の病気……椎間板ヘルニア、脊柱管狭窄症、変性・分離すべり症、変性側弯症など
- 神経の腫瘍《しゅよう》……神経鞘腫《しんけいしょうしゅ》、上《じょう》衣細胞腫《いさいぼうしゅ》など
- 坐骨神経の障害……帯状疱疹《たいじょうほうしん》、梨状筋《りじょうきん》症候群、種々の神経炎など
- 骨盤内臓器（子宮、大腸、膀《ぼう》胱《こう》など）の腫瘍
- その他……変形性股関節《こかんせつ》症でも似た痛みが起こる

中高年の脊柱管狭窄症が増えている

坐骨神経痛を起こす病気としては、**腰椎椎間板《ようついついかんばん》ヘルニア**と**腰部《ようぶ》脊柱管狭《せきちゅうかんきょう》窄症《さくしょう》**が代表的です。

椎間板ヘルニアは腰椎の変性（加齢変化）による病気のなかでは若い年代からみられ、働き盛りを悩ます坐骨神経痛の代表的な原因となっています。

一方、腰部脊柱管狭窄症は、中高年の坐骨神経痛を起こす原因として近年知られるようになった病気で、50歳ごろから急増します。**変性すべり症**によるものや**変性側弯症《そくわんしょう》**によるものなども含まれ、高齢になるほど原因も多様です。社会の高齢化とともに増え、高齢者が歩けなくなる大きな原因となっています。

坐骨神経痛の現れ方は？

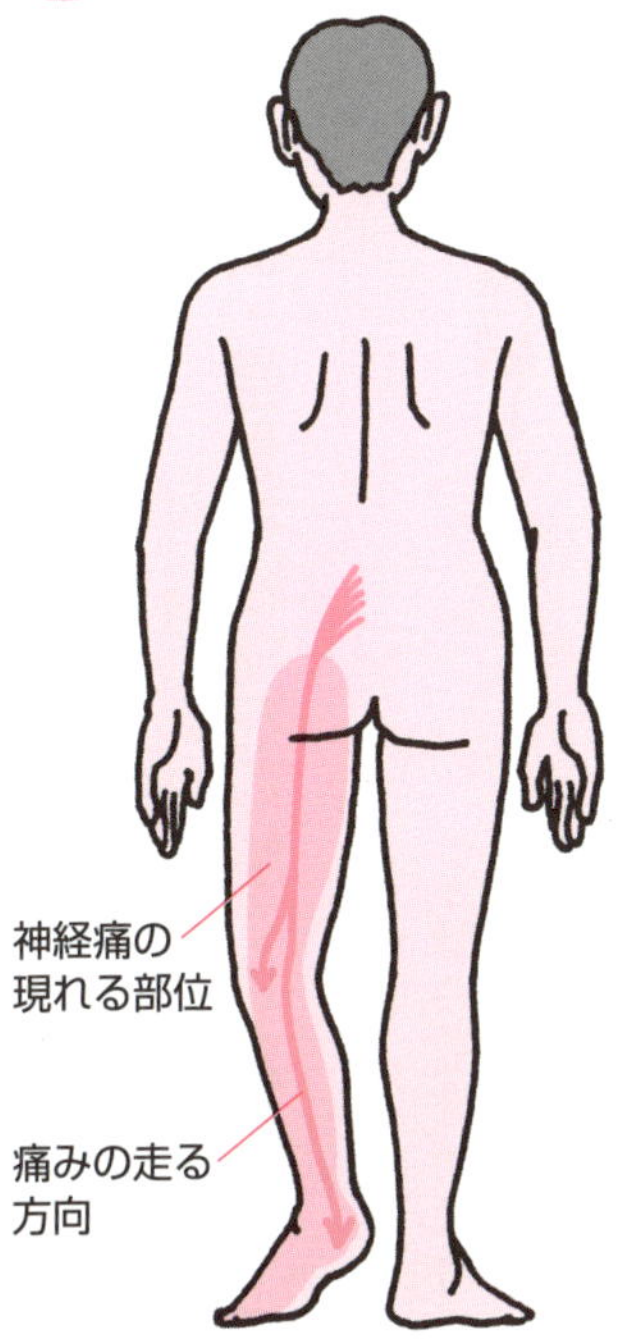

腰椎の病気で坐骨神経が障害されると、お尻から太ももの後面へ、神経の走行に沿って痛みが走り、しびれや筋力低下などの症状が現れる。

アドバイス

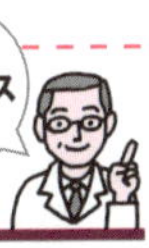

慢性の脚の痛みは神経痛ばかりではなく筋肉痛の場合もある

神経痛の有無は画像検査で確かめにくいものです。そのため、原因がわからない慢性の脚の痛みに、従来、「坐骨神経痛」という診断名が使われがちでした。

しかし、脚の痛みは神経痛とは限りません。激しい運動後に起こる筋肉痛はいわば〝急性の筋肉のこり〟ですが、〝慢性の筋肉のこり〟による脚の痛みも少なくないと考えられます。

特に運動をほとんどしない人や、日常の姿勢に問題がある人、ストレスが多い人などは、筋肉が疲れやすかったり、過度に緊張して、筋肉もこりやすいといわれています。

背骨のしくみ

腰痛・坐骨神経痛を理解するために、ここを知っておこう

多くの骨が連結して体を支えながら動く

腰の骨である「腰椎《ようつい》」は、上体を支えている背骨の一部です。背骨は専門的には「脊柱《せきちゅう》」あるいは「脊椎《せきつい》」と呼ばれます。

脊柱は「椎骨《ついこつ》」と呼ばれるたくさんの骨が積み重なってできていて、それらが連結して1本の柱として上体を支えながら、曲げたりひねったりという動きを担っています。

脊柱は、上から順に頸椎《けいつい》（7個）、胸椎《きょうつい》（12個）、腰椎（5個）、仙骨《せんこつ》（5個の椎骨が癒合《ゆごう》）、尾骨《びこつ》（3～5個）の各部から成ります（左ページの図）。直立したときの脊柱は、前から見るとまっすぐですが、横から見るとゆるやかなS字状にカーブしています。

腰椎部は5つの椎骨から成り、やや前方に弯曲《わんきょく》しています。背骨のなかでも最も大きな動きを担い、多くの体重を支えている部位です。

背骨を構成するひとつひとつの椎骨は、前方（腹側）の円柱形の「椎《つい》体《たい》」と、後方（背側）の複雑な形をしている「椎弓《ついきゅう》」および「棘突起《きょくとっき》」、

ここが聞きたい

Q 腰痛もちで、マッサージ、鍼灸《しんきゅう》、整体といろいろ通っていますが、年をとったらしかたがない？

A 日常生活に不自由なほどの腰痛が続いているなら、一度は整形外科を受診して何か原因となる病気がないか、チェックしたほうがよいと思います。

薬を使い続けるのがよいとは限りませんが、なかには整体などが向かない状態もありえます。まずは原因を調べたうえで、「整体はどうか」などと相談するとよいでしょう。

背骨のしくみ

脊柱

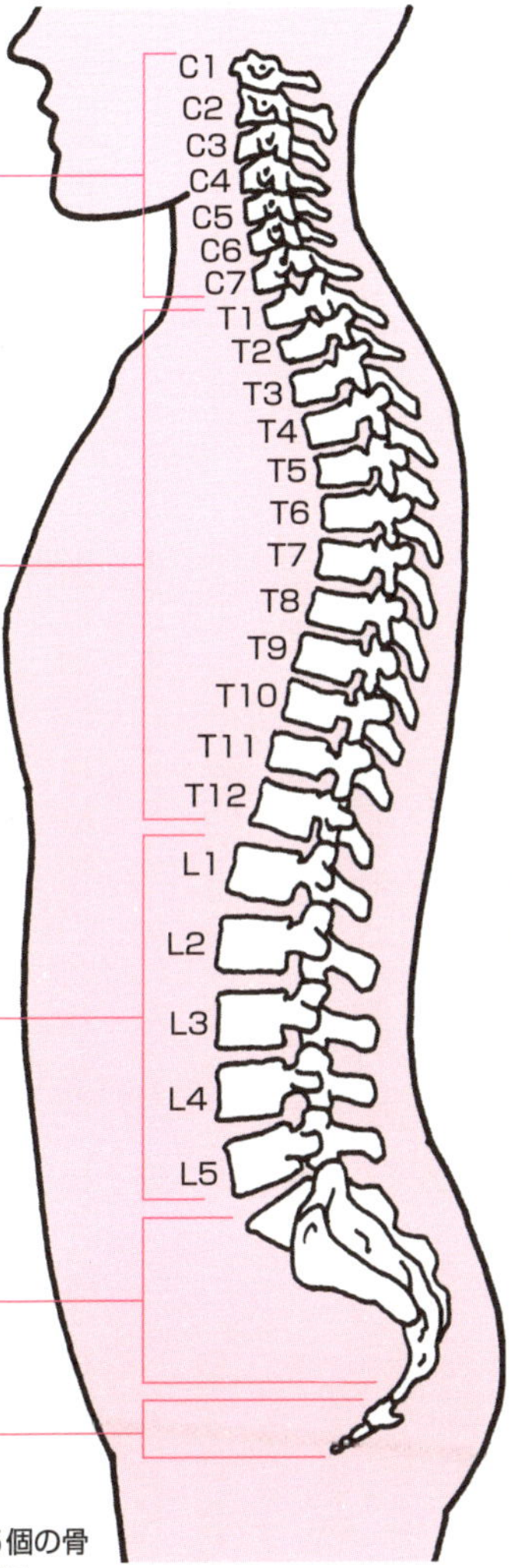

脊柱は、頸椎、胸椎、腰椎、仙骨、尾骨から成る。直立したときの脊柱は、横から見るとゆるやかなS字状にカーブしている。

椎骨

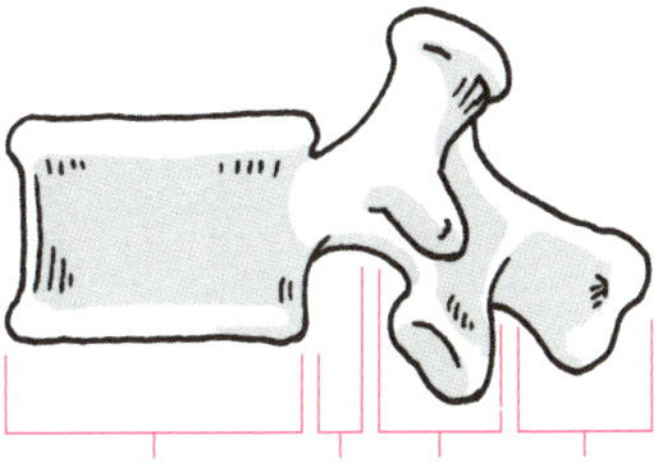

側面図

椎骨は、前方（腹側）の椎体と、後方（背側）の椎弓と棘突起、そして中央部の椎弓根から成る。

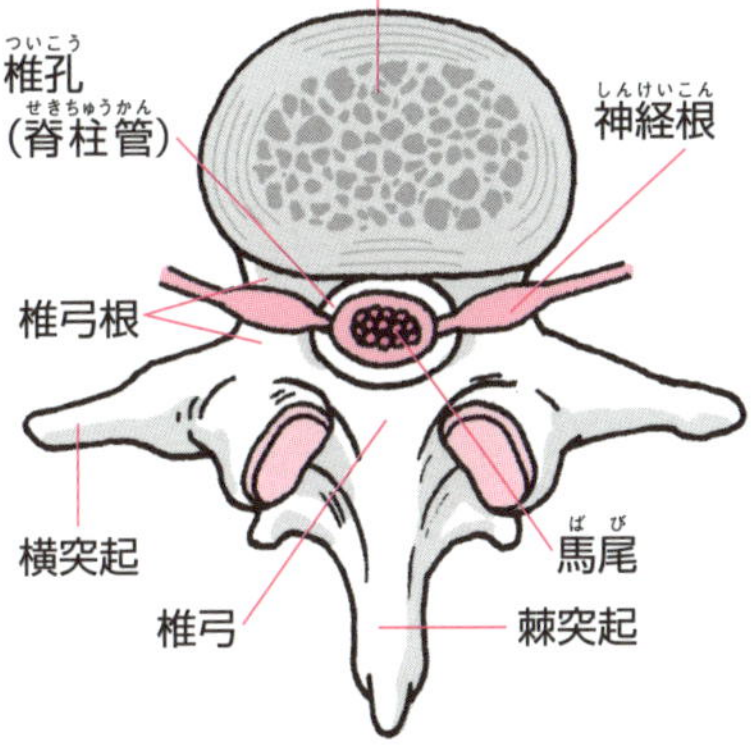

上面図

椎骨には椎体と椎弓、椎弓根で囲まれた孔（椎孔）があり、この孔の連なりによって生まれた脊柱管が脊柱の中央を貫いていて、神経の通り道となっている。

そして中央にそれらを連結する「椎《つい》弓根《きゅうこん》」から成る扁平の短い骨です。椎体は「椎間板《ついかんばん》」を間にはさんで縦に積み重なり、椎弓は上下の椎弓と組み合わさって「椎間関節《ついかんかんせつ》」を構成します。

　椎間板は軟骨でできていて、椎体と椎体を連結して背骨を曲げることを可能にしている一種の関節です。中央の「髄核《ずいかく》」は水分を多く含んだゼラチン質の組織で、それを「線維《せんい》輪《りん》」という何層もの線維の膜が取り巻いた構造をしており、背骨に加わる衝撃を吸収するクッションの役割を果たしています。

　椎間関節は椎骨と椎骨を連結するとともに、背骨の動きのコントロールをしています。

　さらに、椎体、椎弓は三つの靭帯《じんたい》（前縦《ぜんじゅう》靭帯、後縦《こうじゅう》靭帯、黄色《おうしょく》靭帯）によってそれぞれ上下につながり、背側の背筋や腹側の腹筋をはじめ、周囲の多くの筋肉に支えられています。

　筋肉は、背骨の動きを担うとともに、関節を安定させたり体への衝撃をやわらげる働きもしています。背骨には、安定性と運動性という、いわば矛盾した性質が求められますが、それを可能にしているのも、筋肉が調整しているからです。

　これらによって、私たちは2本足で立って、重い頭を支えながら、さまざまな動作をすることができるのです。

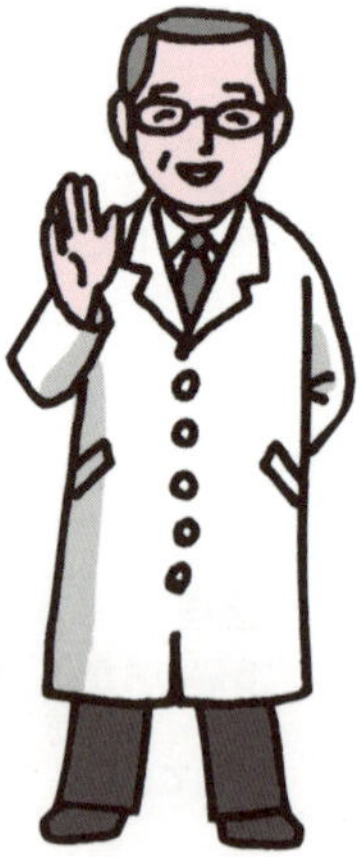

知って おきたい

背骨の弯曲が上からの圧力に対する抵抗力を高めている

　直立している人間を横から見ると、背骨全体はS字状にゆるやかに曲がり、頸部では前弯、胸部では後弯、腰部では前弯と3つのカーブがあります（p15）。

　2本足で立つ人間の背骨には、上から圧力がかかりますが、それに対する抵抗力は、背骨がまっすぐであるより少し弯曲しているほうが強いことが知られています。抵抗力は弯曲の数の2乗＋1に比例するといわれますから、3つの弯曲をもつ人間の背骨は、まっすぐな背骨の10倍も、上からの圧力に対して抵抗力があることになります。

　背骨のカーブの維持は、単に姿勢の問題ではないのです。

背骨の中には神経が通っている

背骨の中央には、神経の通り道となる「脊柱管」が通っています。積み重なったひとつひとつの椎骨の孔（椎孔）が連なってできた、背骨を縦に貫くトンネルです。この中を脳からつながる中枢神経である「脊《せき》髄《ずい》」が通り、脊髄から分かれた末梢神経が全身に伸びています。

脊髄の末端は腰椎の上端あたりで、そこから下の腰部の脊柱管には脊髄から出た多数の神経の束が通っています。この神経の束は、馬のしっぽのように見えるところから「馬尾」と呼ばれています。

脊髄や馬尾から出る神経の根元を「神経根《しんけいこん》」といい、椎体の後ろから左右へ出ています。

腰部の脊柱管を通る馬尾から出た神経は、下半身に伸びています。

腰椎の構造

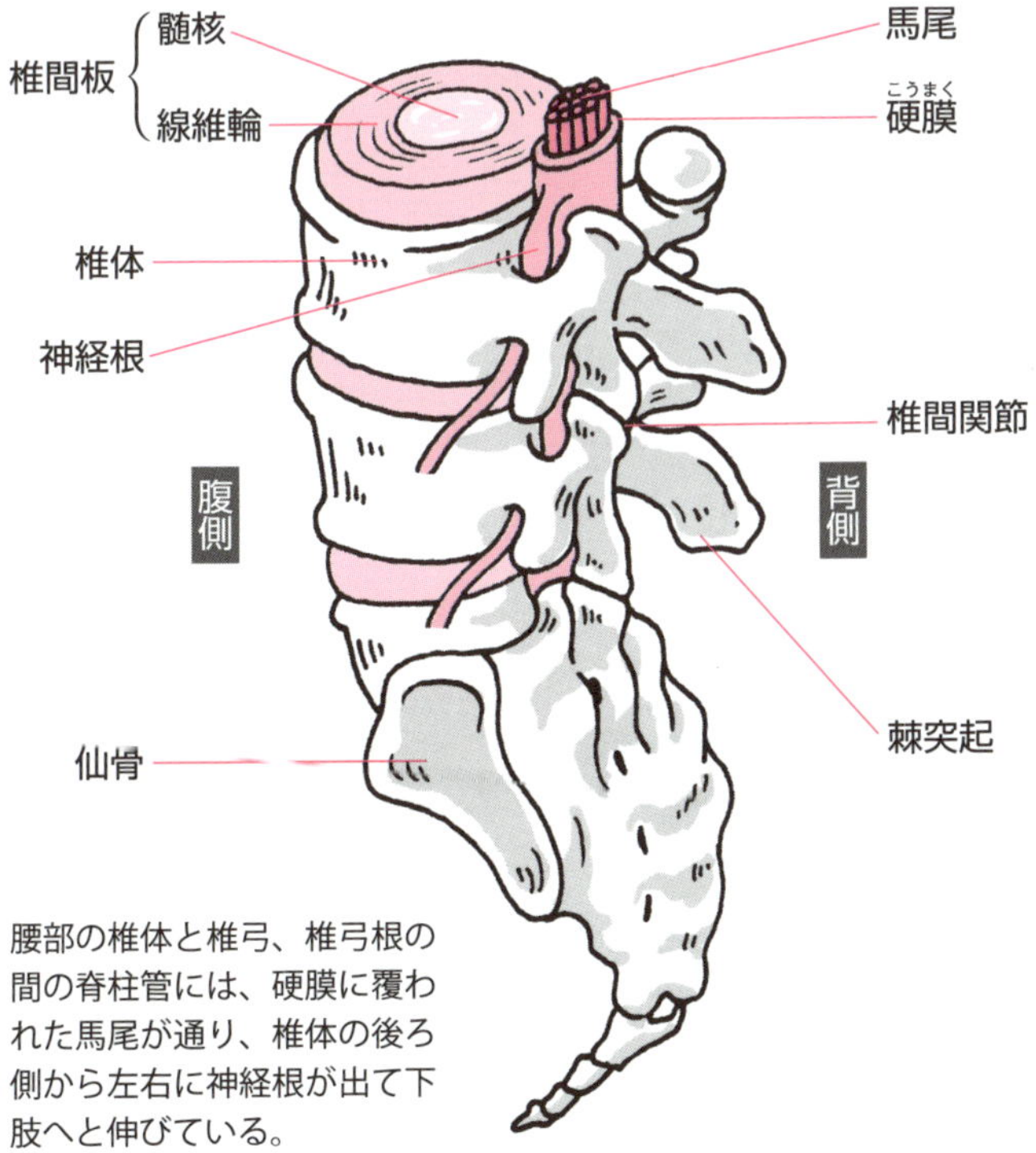

腰部の椎体と椎弓、椎弓根の間の脊柱管には、硬膜に覆われた馬尾が通り、椎体の後ろ側から左右に神経根が出て下肢へと伸びている。

神経のしくみと症状の現れ方

腰や脚の痛みはどこから来るのか

腰椎を通る神経が下半身の知覚と運動を支配している

背骨の中を貫く「脊柱管《せきちゅうかん》」には、硬膜《こうまく》に包まれた「脊髄《せきずい》」と、腰部では脊髄から分かれた「馬尾《ばび》」が通り、それにつながる神経が椎体《ついたい》と椎弓《ついきゅう》の間の左右から脊柱を出ていきます。

脊髄につながる神経には、皮膚感覚などを中枢に伝える「知覚神経（感覚神経）」と、手足の動きなどの指令を中枢から末梢に伝える「運動神経」があり、この二つは背骨から出るところで1本の「脊髄神経」になり、31対が全身に伸びています。

脊髄神経は、頸椎《けいつい》部から順に「頸《けい》髄《ずい》神経、胸髄《きょうずい》神経、腰髄《ようずい》神経、仙髄《せんずい》神経、尾骨神経」と呼ばれ、それぞれ支配する領域が決まっています。

腰椎《ようつい》とその下の仙骨から出る神経は下腹やお尻から脚へと伸び、下半身の知覚と運動を支配しています。

腰椎で椎間板《ついかんばん》や椎骨《ついこつ》が変形するなどして、そこを通る神経を刺激したり圧迫したりすると、その周囲の腰が痛むばかりでなく、障害された神経が支配している部位にも症状が現れます。

知っておきたい

「馬尾」の障害は広い範囲に現れる

腰部の脊柱管を通る「馬尾」は末梢神経ですが、多数の神経が束になっているので、ここが圧迫されると、いくつもの神経に障害が及びやすく、広い範囲に影響が現れます。

1本の脊髄神経の根元（神経《しんけい》根《こん》）の圧迫による症状は、左右いずれかの脚の一部に現れますが、馬尾が圧迫されると、お尻から両側の脚全体に現れます。

背骨を通っている神経

背骨（脊柱）の中央の脊柱管には、脳に続く脊髄が通り、腰椎上部から下には脊髄から分かれた馬尾が通っている。脊髄につながる知覚神経と運動神経は、背骨から出るところで１本の脊髄神経となり、頚椎部から順に頚髄神経、胸髄神経、腰髄神経、仙髄神経、尾骨神経と呼ばれる。この31対の脊髄神経が椎体と椎弓の間から左右へ出て全身へと伸びている。

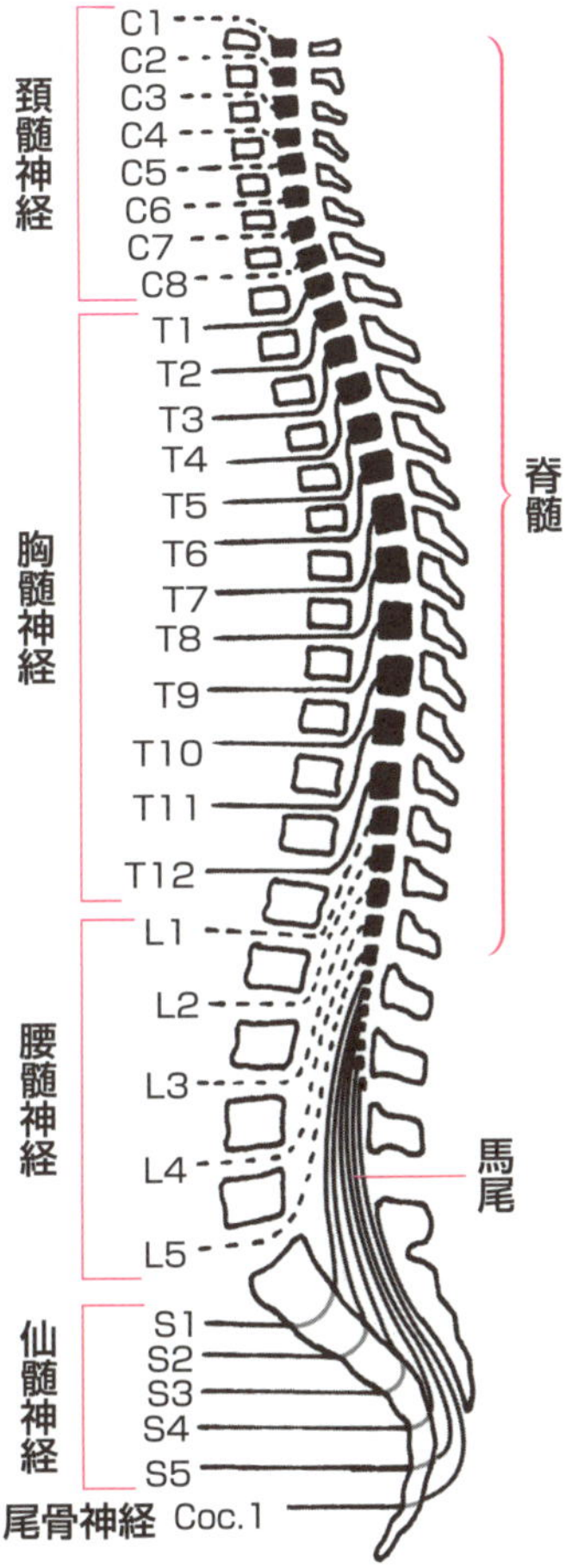

腰部から出る神経で皮膚の感覚が支配される領域

腰椎と仙骨《せんこつ》から出る10対の脊髄神経は下半身の皮膚感覚を左図のように支配している。ある領域で皮膚の感覚が鈍くなっていれば、そこを支配する神経の障害がうかがわれる。

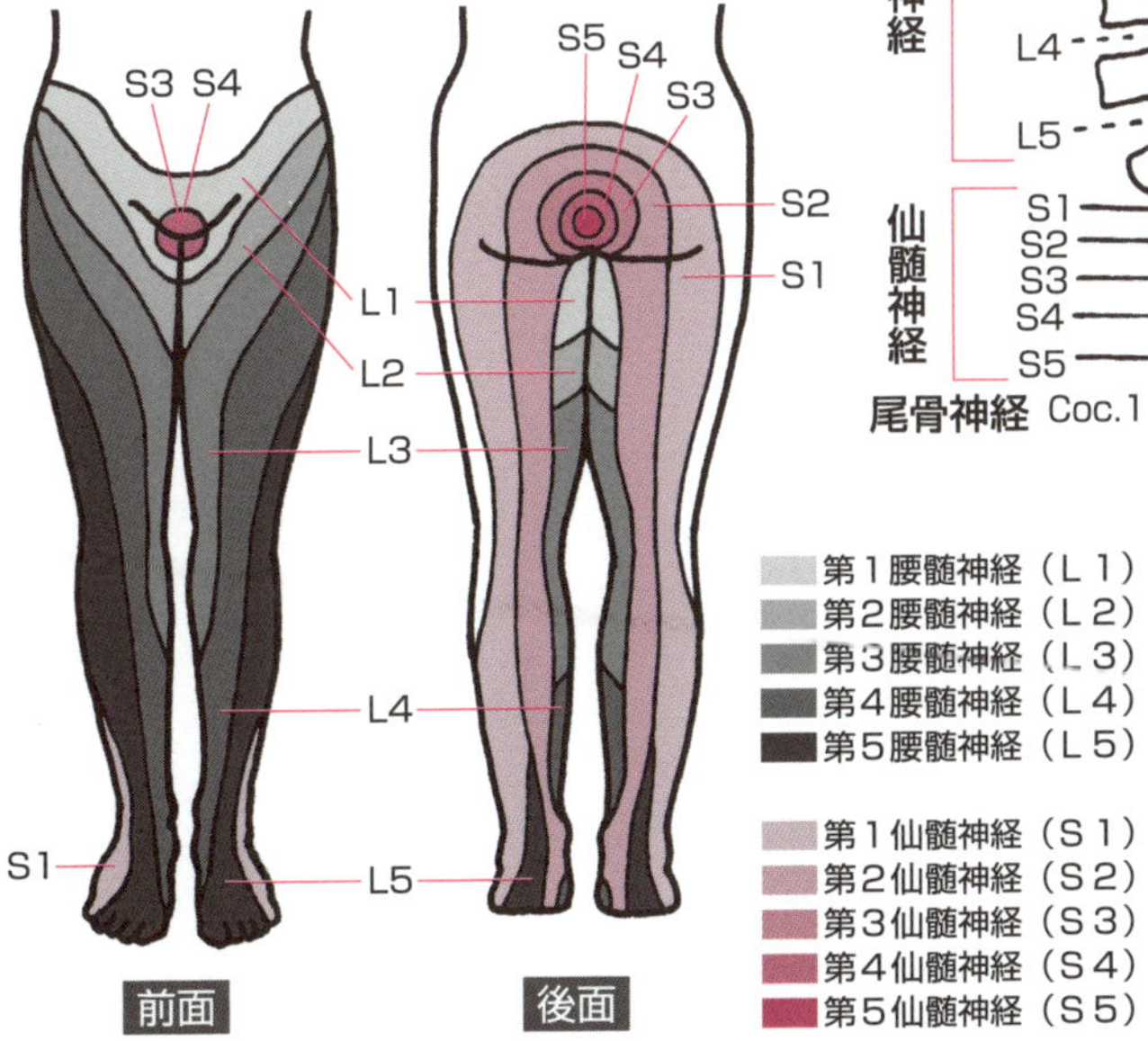

脊髄神経はそれぞれの支配領域が決まっているため、どこに症状が出ているかを調べると、どの神経が障害されているかがわかります。

腰部での神経の圧迫が下半身の症状を引き起こす

腰部で神経が障害されると、多くの場合、腰痛に引き続いて、脚の痛みやしびれが現れます。

また、腰椎からは脚の運動機能を支配する神経も出ているため、その神経が障害されると、歩くときに脚がうまく動かなくなって、足がもたつく、階段の上り下りが難しい、脚の力が抜ける、長く歩き続けられない、などの症状も現れます。

さらに、腰部脊柱管狭窄症《ようぶせきちゅうかんきょうさくしょう》などで、腰椎を通る馬尾が障害されると、排尿に時間がかかったり、尿が残っている感じがする、便秘になる、あるいは逆に、頻尿《ひんにょう》になる、失禁するなどの排泄《はいせつ》の異常が現れることがあります。会陰《えいん》部の灼《しゃく》熱感や異常な感覚、男性では異常な勃起《ぼっき》などが起こることもあります。

こうした症状は、腰と関係があるとは思われないかもしれませんが、腰痛や坐骨神経痛《ざこつしんけいつう》より、むしろ重症です。痛みという症状に対してはすぐに反応して受診しても、排泄の異常などは、とかく年のせいと我慢しがちです。

しかし、こうした神経障害の症状は軽視できません。治療が遅れると回復が難しくなることもあるので、気がついたらなるべく早めに受診してください。

知って
おきたい

姿勢によって神経への圧迫が変化する

腰痛・坐骨神経痛の症状は、しばしば姿勢によって変わります。椎間板ヘルニアでは前かがみになると痛みやしびれが強くなり、腰部脊柱管狭窄症では逆に上体を後ろにそらすと強く、前かがみになると軽くなります。これは、姿勢によって神経にかかる圧力が変わるためです。

前かがみの姿勢だと、椎間板の内圧が高まってヘルニアはより強く神経を圧迫します。一方、腰部の脊柱管は広がり、馬尾がおさまっている硬膜《こうまく》の外側の圧力は低下します。

こうした神経の状況を考えることは、痛みのコントロールにもかかわってきます。

坐骨神経とは

坐骨神経は、腰椎下部と仙骨から出た神経根がいくつも集まって束になったもので、末梢神経としては体内で最も太くて長い。お尻から太ももの後ろ側を通って下降し、膝《ひざ》の裏あたりで、脛骨《けいこつ》神経と総腓骨《そうひこつ》神経に分かれる。

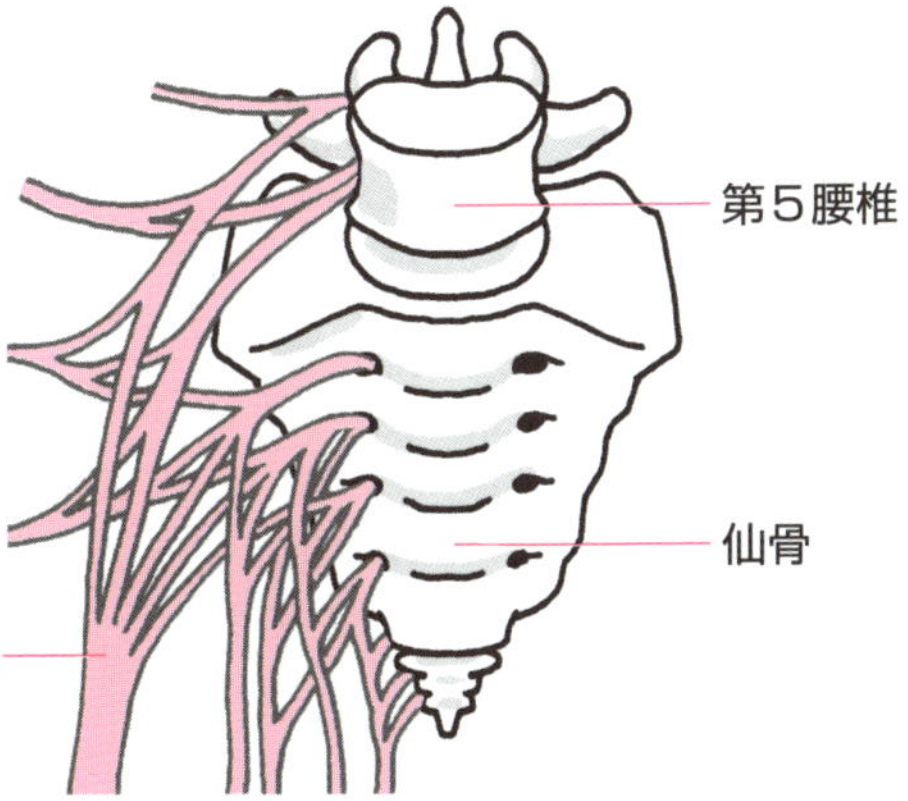

坐骨神経につながっている下肢の神経

脛骨神経は、膝の裏で脛骨に沿って内側を下降し、枝分かれしながら足の裏まで伸びている。足首や足指の運動、下腿から足の裏側の皮膚感覚などにかかわっている。

総腓骨神経は、膝の裏で腓骨に沿って外側を下降し、枝分かれしながら足の甲まで伸びている。足首や足指の運動、下腿から足の甲側の皮膚感覚などにかかわっている。

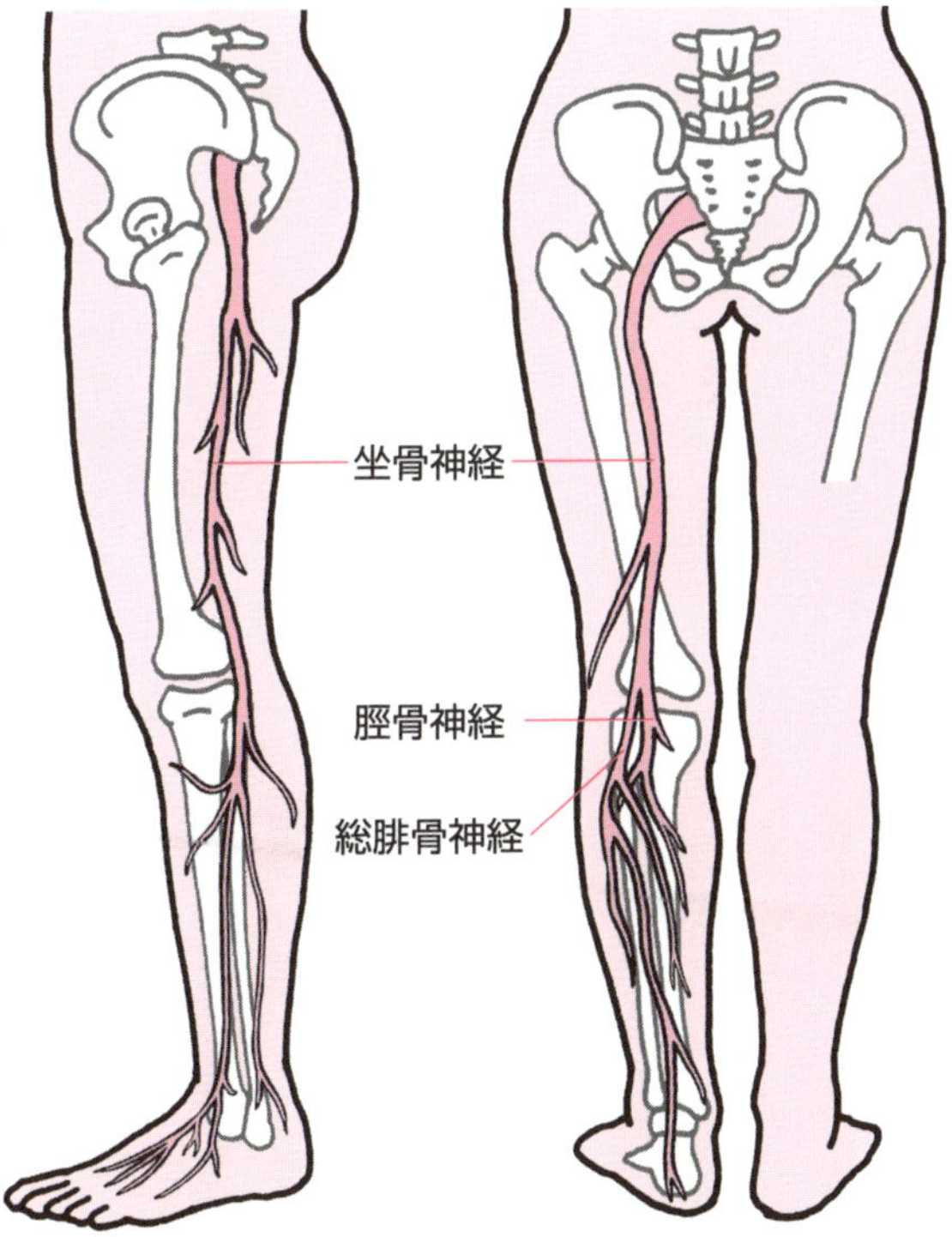

背骨の老化と痛みの関係とは

腰椎の病気の多くは加齢変化に伴って起きてくる

背骨の老化が腰痛・坐骨神経痛の原因を増やす

腰痛や坐骨神経痛《ざこつしんけいつう》を起こす腰椎《ようつい》の最大の原因が、老化に伴うさまざまな変化（変性）です。

背骨の変性は、椎間板《ついかんばん》から始まります。老化に伴って椎間板の中心部の髄核《ずいかく》という組織の水分が減って弾力が低下し、それを取り巻く線維輪《せんいりん》にも傷みが出て、つぶれてきます。

椎間関節《ついかんかんせつ》の軟骨もすり減ってきます。椎骨《ついこつ》をつなぐ靭帯《じんたい》や筋肉も衰えて支えが弱くなります。

こうなると、椎骨に加わる力が変化し、椎間関節のかみ合わせも変わってきます。骨への刺激が増して変形が生じたり、椎骨がずれてくることもあります。

このような背骨のさまざまな変性が、神経を圧迫したり、脊柱管《せきちゅうかん》を狭める要因を増やしてしまうのです。

骨に変形はあっても痛みのない人もいる

中高年の人の腰椎を調べれば、ほとんどの人にこうした加齢変化が見つかります。しかし、そういう人に

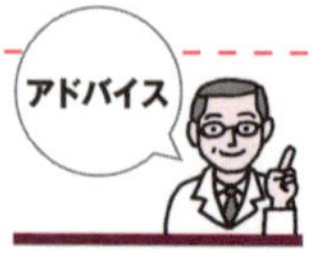

こんな腰痛は要注意

腰痛・坐骨神経痛の原因になる腰椎の病気の多くは老化がかかわる変性疾患ですが、腰痛のなかには、背後に危険な病気が潜んでいるものもあります。

横になって安静にしていてもズキズキ痛むような腰痛、発熱を伴うような腰痛、痛みがだんだん強くなるような場合は、腫《しゅ》瘍《よう》や炎症、あるいは内臓の病気も考えられるので要注意。年のせいと放置してはいけません。

背骨の加齢変化

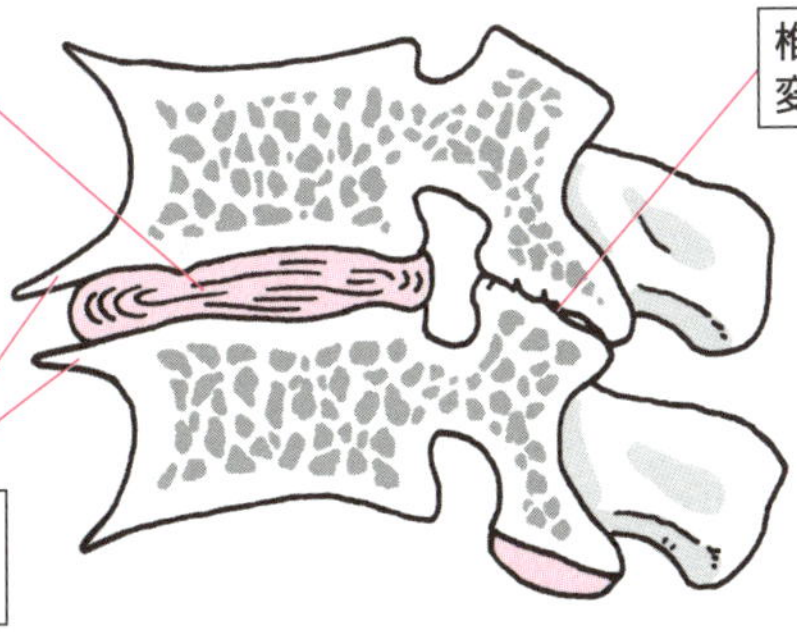
椎間板が変性し、つぶれて薄くなる
→椎体と椎体の隙間が狭くなり、椎間関節のかみ合わせもずれてくる。
椎骨に骨棘《こっきょく》ができて、変形する
椎間関節がすり減って、変形する
加齢とともに、背骨にはさまざまな変性・変形が起き、腰痛が起こりやすい要因となる。

みな腰痛があるわけではありません。たとえばＭＲＩで、普通は白く写る椎間板が黒く写っていたら、椎間板の水分が減って変性していることを示しています。しかし、それだけなら、年をとると皮膚にしわができるのと同様ともいえます。

最近では、画像検査で見られる変形の程度と、患者さんの自覚症状の程度はあまり一致しないことがわかっています。腰痛のある人の腰椎に変形があったからといって、それが腰痛の原因とは限らないのです。

背骨の変化が「年相応」といわれると、腰痛も年のせいと思われるかもしれません。しかし、腰椎に変形があっても、腰痛のない人はたくさんいます。人それぞれに取り除ける原因もあるはずです。

ここが聞きたい

Q 椎間板を強くしたり、老化を防いだりする方法はありますか?

A 残念ながら、椎間板を鍛えられる方法はありません。軟骨の老化によいように思われているグルコサミンなどの健康食品も、効果が科学的に認められていません。最先端の研究としては、遺伝子治療や髄核の移植治療などもありますが、まだ現実的ではないでしょう。

今のところは、椎間板のストレスを周囲からサポートすることになります。背筋・腹筋を鍛えたり、長時間同じ姿勢で作業するのを避けるなどを心がけることが大切です。椎間板をよい状態に保つには、軽い歩行がよいともいわれています。

ロコモティブシンドローム

腰や脚の痛みは運動器からの警告

日本では、腰痛・下肢痛がある人が3000万人以上にのぼるともいわれ、高齢化とともに増えています。高齢者では、こうした痛みから歩けなくなって、要介護状態や寝たきりにつながる例も少なくありません。

骨や関節、筋肉などの運動器の障害から、介護が必要になったり、寝たきりになったりする可能性が高い状態を「ロコモティブシンドローム（運動器症候群）」といいます。最近は略して「ロコモ」とも呼ばれています。

運動器は連携して働いていて、どれかの働きが悪くなると、ほかが補うように働きます。しかし、負担が大きくなると、補っているほうにも無理が出て、さらなる障害が生じがちです。

痛みのために体を動かさなくなると、筋肉が衰え、骨や関節にかかる負担は大きくなります。神経の働きも衰え、バランス能力も低下して転倒しやすくなり、骨折のリスクが高まります。痛みを放置することは、こうした悪循環のきっかけにもなりやすいのです。

早く気づいて積極的に対処を

ロコモは椎間板《ついかんばん》や軟骨の老化から始まります。椎間板や膝《ひざ》関節の軟骨などは血管のない組織で、一度傷むと修復しにくく、加齢とともに徐々に変性がたまっていきます。そこに骨や筋肉の衰えが加われば、軟骨への負荷はさらに増大します。ロコモの悪循環に陥らないためには、早く気づいて、障害の生じている運動器を治療し、軟骨に過剰な負担をかけずに筋肉や骨を強化することが大切です。

ロコモに早く気づくために、右のような「ロコチェック」が提唱されています。7項のうちひとつでも当てはまればロコモの可能性があります。

ロコチェック

1. 片脚立ちで靴下がはけない
2. 家のなかでつまずいたり滑ったりする
3. 横断歩道を青信号で渡りきれない
4. 階段を上るのに手すりが必要である
5. 15分くらい続けて歩けない
6. 2kg程度の買い物をして持ち帰るのが困難である（1ℓの牛乳パック2個程度）
7. 家のやや重い仕事が困難である（掃除機の使用、布団の上げ下ろしなど）

（日本整形外科学会「ロコモパンフレット2010年度版」より）

第2章

整形外科での検査と診断

腰痛・坐骨神経痛で受診した場合に、整形外科で行われる診察や検査、診断のプロセスを紹介します。どんな情報が診断に重要か、検査でわかること・わからないことも知っておきましょう。

問診で伝えること

すべての検査・診断は、問診の情報から始められる

まず自分の症状を正確に伝える

腰痛や坐骨神経痛《ざこつしんけいつう》があって整形外科を受診すると、まず最初に行われるのが「問診」です。

痛みについては、どこが、どういうふうに、どのくらい痛いのか、いつから、どういうきっかけで痛くなったのか、動くと痛いのか、あるいは寝ていても痛いのか、どういう姿勢・動きをしたときにいちばん痛いのかなど、詳しく伝えます。

痛み以外の症状がある場合は、どんな症状がどこにあるのか、どういうふうに現れるのか、具体的に伝えてください。痛みがつらくて受診した場合、脚のしびれや知覚鈍麻などはとかく伝え忘れがちですが、診断上たいへん重要な情報です。同様に、歩きにくい、長く歩けなくなったなどの症状も、年のせいと自分で決めつけず、医師に伝えてください。

腰椎《ようつい》の病気の症状としては、排尿の異常も、神経障害が起きていることを知る重要な情報です。

さらに、症状がどのくらい続いているか、どのように変わってきたか

ここが聞きたい

Q 腰が痛いとき、医師にみせるタイミングは？

A たとえ加齢がかかわっている腰痛であっても、日常生活に不自由するような痛みがある、痛みが続いているというときには、やはり受診したほうがよいでしょう。

寝ていても痛い、発熱を伴うというときは、危険な腰痛の疑いがあるので、早く医師にみせてください。

など、それまでの経過も必要な情報です。そして、現在、その症状のために、日常生活で何ができなくなっているか、困っているかを伝えます。

持病やこれまでの病歴、ふだんの生活状況も大切な情報

腰や脚の痛みはさまざまな原因で起こるので、診断には、ほかにもっている病気や、これまでにどんな病気・けがをしたかといった情報も必要です。たとえば、腰部脊柱管狭窄《ようぶせきちゅうかんきょうさく》症《しょう》に特徴的な「間欠跛行《かんけつはこう》」という症状は、動脈硬化による病気でも現れます。鑑別のためには、全身の病気を把握する必要があるのです。

さらに、診断とともに治療方針を検討するうえで欠かせないのが、ふだんの仕事や生活の状況の情報です。どんな姿勢で作業しているか、どんな動作が多いかなど、体の使い方を具体的に伝えてください。

問診で伝えるポイント

症状は
- どこが、どういうふうに、どの程度痛いのか
- いつから痛いのか、思い当たるきっかけはあるか
- 動くと痛いのか、寝ていても痛いのか
- どういう姿勢・動作で痛みが現れるのか
- 痛み以外の症状は（脚のしびれ、違和感、力が入らない、歩行困難、排泄《はいせつ》の異常など）
- 症状の持続、変化は（よくなったり悪くなったりしている、だんだん悪くなってきたなど）

持病・病歴
- 大きな病気やけがをしたか
- ほかにどんな病気があるか（高血圧、糖尿病など）
- 現在使用している薬（「お薬手帳」を持参するなどして具体的に）

生活の状況
- どんな仕事をしているか（座り仕事か立ち仕事か、特定の姿勢を続ける作業かなど）
- 症状のために、今、何ができなくなっているか、困っているか

事前に内容を整理していくとよい。
※巻末付録も活用してください。

痛みを測るものさし

痛みは客観的に調べることができないため、痛みの程度やその変化をみるために、「評価スケール」と呼ばれるものさしのようなものが各種使われている。

表情評価スケール

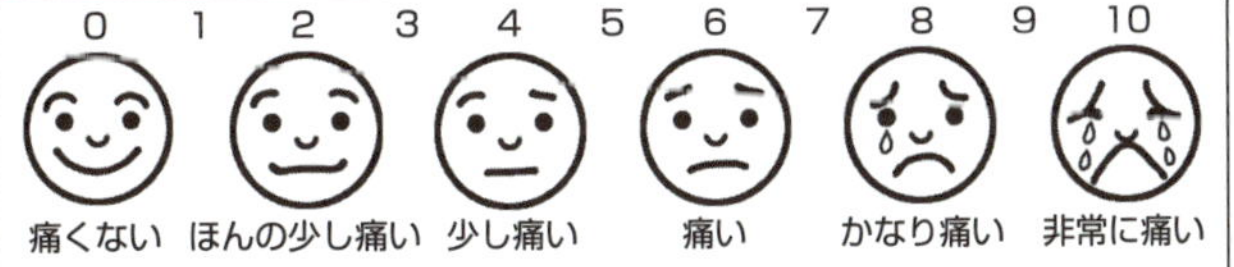

数値評価スケール

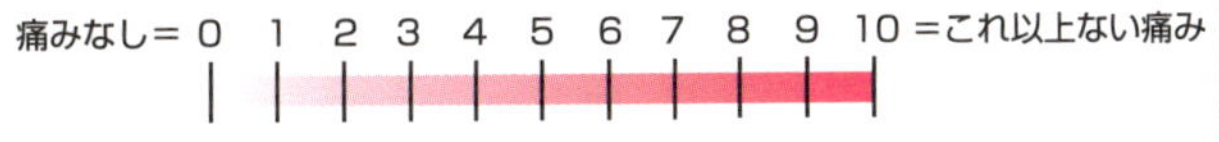

整形外科医の行う診察

診察で得られる「身体所見」でここまでわかる

問診とあわせて、まず視診、次いで触診が行われる

診察室では問診とあわせて診察が行われます。医師が目で見たり（視診）、体に触れたり（触診）しながら体の状態をチェックして、体のどこにどんな問題が起きているかの情報を集め、患者さんが訴える自覚症状の原因を探ります。

じつは診察室に入ってくるときから視診は始まっていて、腰痛や坐骨《ざこつ》神経痛《しんけいつう》で受診した患者さんの場合、歩き方や立っているときの姿勢なども、重要な所見です。

たとえば患者さんが「歩きにくい」という場合でも、痛みのために片足を引きずるようにしていれば腰椎《ようつい》の病気による神経根《しんけいこん》障害が疑われますが、両脚が突っ張って歩きにくいようなら脊髄《せきずい》の障害が考えられます。小またでチョコチョコ歩くようなら、パーキンソン病が疑われます。

また、視診では、痛みのある部位の腫れや変形をはじめ、ウエストラインのゆがみ（側彎《そくわん》など）、そのほか背中や腰部に病的な徴候、脚の異常などがないかをみます。

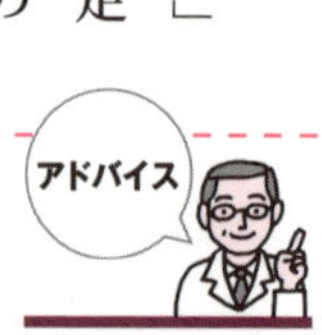

診断に最も重要なのは問診と診察による情報

整形外科を受診する患者さんには、医師がエックス線などの画像で診断すると思っている人が少なくないようです。しかし、第1章でも述べたように、腰椎に加齢に伴う変形などがあっても、それが原因とは限りません。

診断は、主に問診と診察で得られた情報によって導き出されます。画像検査はそれを裏づけるためのもので、「補助診断法」と位置づけられています。

痛みについては、どのような姿勢で起こるのか、どこまで動かせるのかなど、具体的に確認していきます。医師が指で押したり軽く叩いたりして痛みの出方をみることもあります。

ただし、自覚症状が現れている部位に原因があるとは限りません。触診では、脚の動脈に触れたり、皮膚温などから、血流の状態を調べるなど、痛みのある部位だけではなく、全身の様子を観察します。

坐骨神経痛による疼痛性側弯

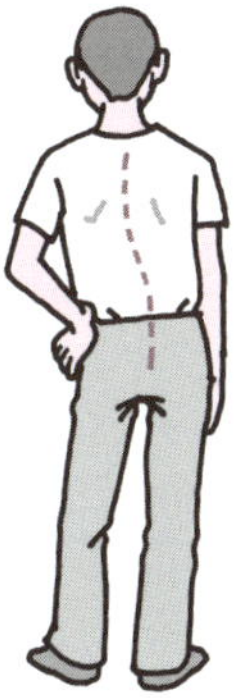

坐骨神経痛がある人には、痛みを避けようとするための側弯姿勢（疼痛《とうつう》性側弯）がよくみられる。

反射、知覚、筋力などの検査で神経の障害や部位を調べる

神経学的検査は、神経に障害があるか、どこが障害されているかを突き止めるためのものです。「検査」とはいっても、医師が道具や手を使って神経学的な所見をとる、整形外科医の診察の一部です。

背骨から出ている神経はそれぞれ支配領域が決まっているので（p18）、症状が出ている部位を調べることで、どの神経に障害が起きているかを絞り込むことができます。

主な神経学的検査には次のようなものがあります。

●**腱反射検査**

ゴム製のハンマーを使って、膝《ひざ》のお皿の下の腱《けん》（膝蓋腱《しつがいけん》）やアキレス

ここが聞きたい

Q 整形外科を受診しても、こんないろいろな検査は受けませんでしたが大丈夫？

A 神経学的検査は多岐にわたり、ここにあげたもの以外にも多くの種類があります。ただ、必ずしもすべての検査が必要なわけではありません。

医師は、問診の内容から、必要と考えられる検査を選んで行います。その意味でも、問診はすべての診察・検査の出発点といえます。患者さんも、現れている症状を正確に伝えるように努めてください。

腱を軽く叩き、正常な反射が起こるかを調べます。これらは「深部腱反射」といわれ、腰椎の病気で神経根が障害されると反射が低下することが多く、一方、脊髄が損傷すると一般に反射が亢進《こうしん》します。

●知覚検査

皮膚をピンでつついて痛い感じがあるか、筆やハケで触れて触った感じがわかるかなど、皮膚の感覚を調べます。皮膚の知覚神経が麻痺《まひ》したり、逆に鋭敏になったりしていないかをみます。

●筋力検査

医師が手で加える力に抵抗して力を入れたりすることで、筋力を調べて、それぞれの筋肉を支配している神経に障害がないかをみます。つま先立ちやかかと立ちができるかで、同様に筋力をみることもあります。

●疼痛《とうつう》誘発テスト

医師が患者さんの体を動かして、痛みが出るか、どこまで動かすと出るかなどを調べます。特に「下肢伸展挙上テスト」は腰椎椎間板《ついかんばん》ヘルニアの診断に重要です。

問診と身体所見でおおよその診断がつく

このように、さまざまなテストを必要に応じて組み合わせて行うことで、どの神経に障害が起きているかの情報を集めます。

問診で得られた情報と、診察で得た身体所見により、腰椎の病気の多くはおおよその診断がつきます。エックス線などの画像検査は、その裏づけのために行われるのです。

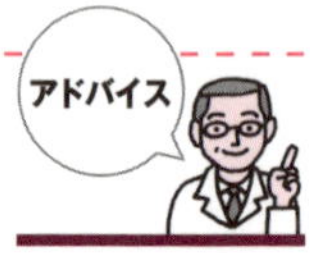

徒手検査には患者さんの協力も必要

筋力を調べるには、医師が患者さんの体の一部を押したり、引っ張ったりしながら、それに抵抗するように患者さんに力を入れてもらう徒手検査が行われます。特定の筋肉に筋力低下がないかを調べるとともに、筋力低下の程度も判定します。また、体の右側と左側の筋力を比較し、違いがあるかどうかも、痛みの原因を絞り込むうえで参考になります。

こうした検査で正確な情報を得るには、患者さんが医師の指示どおりにしっかり力を入れることが欠かせません。受診の際は、体を動かしやすく、脱ぎ着しやすい服装も心がけてください。

整形外科的な検査の例

腱反射を調べる

膝のお皿の下の膝蓋腱やアキレス腱をゴム製のハンマーで軽く叩いて、反射の起こり方を調べる。

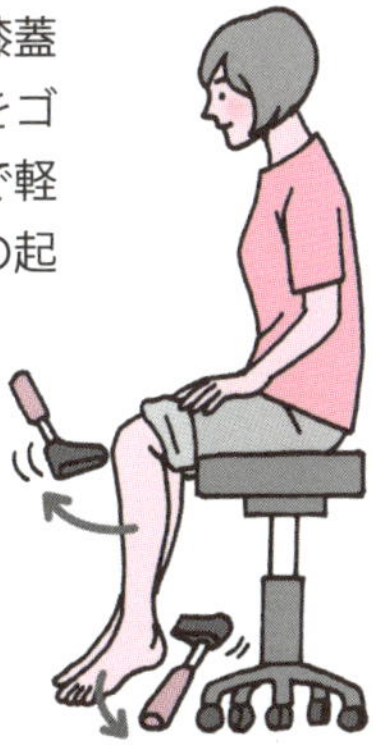

知覚を調べる

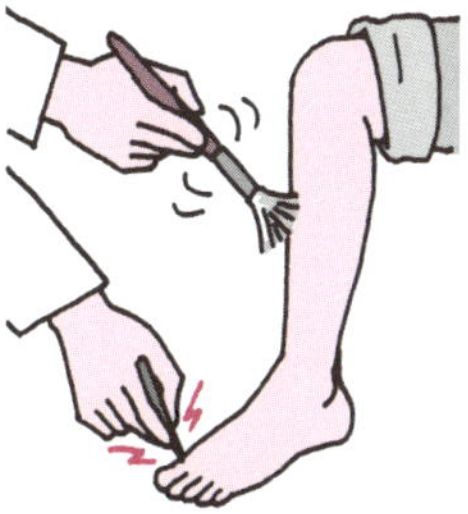

ピンでつついて痛みを感じるか、筆やハケで触れて感触があるか、左右の感じ方に違いがあるかを調べる。

筋力を調べる

特定の筋肉にどのくらいの筋力があるかを調べる。

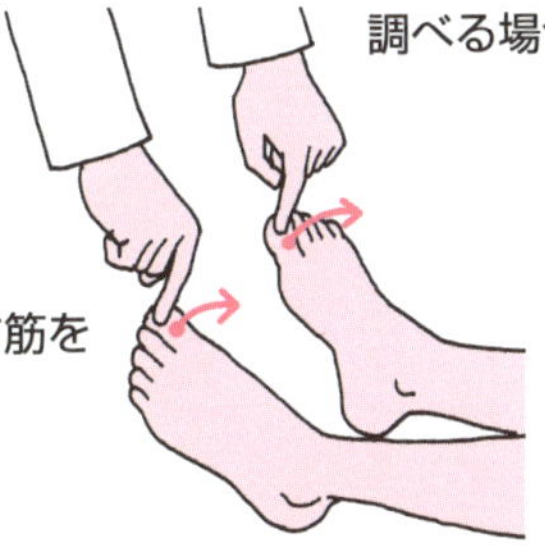

足の親指を返す筋を調べる場合

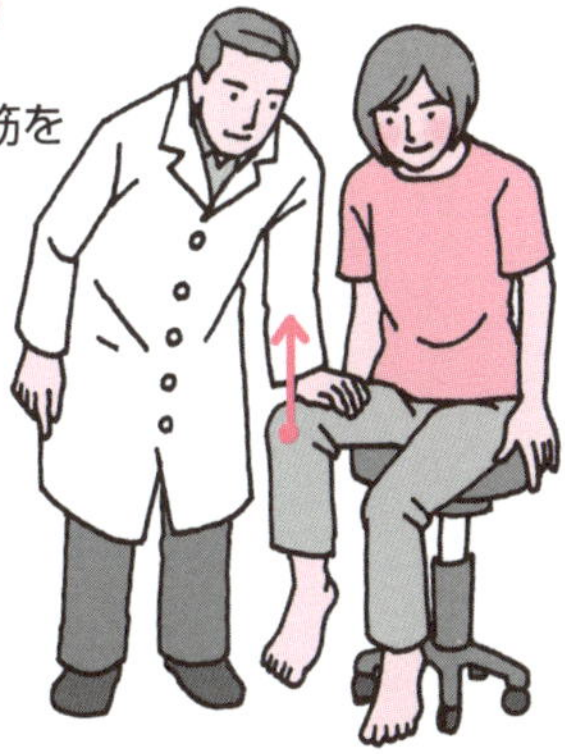

脚を上げる筋を調べる場合

症状の現れ方や可動域を調べる

特定の姿勢で脚を持ち上げたりしたときに、どこで痛みが出るか、どこまで動かせるかなどをみる。

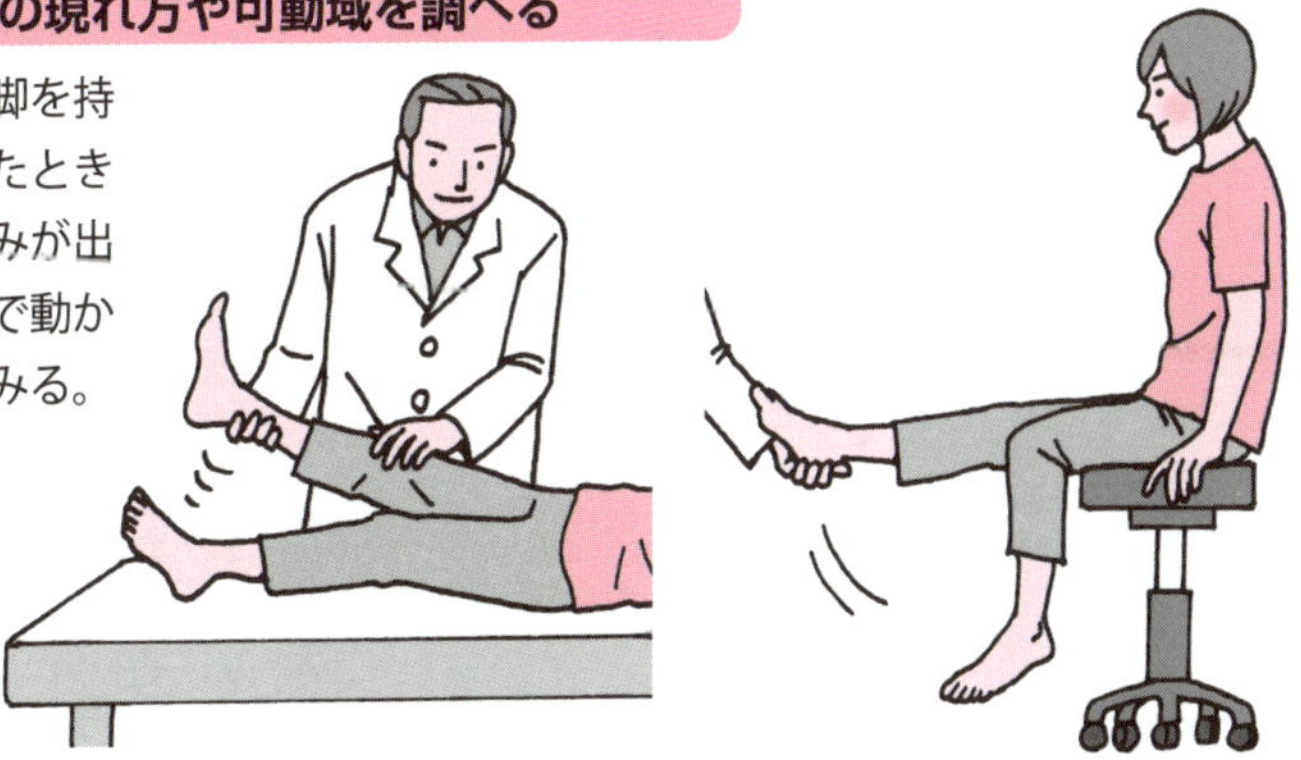

基本的な画像検査

エックス線検査では主に骨を、MRI検査では主に神経を調べる

検査室で行うのはまずエックス線撮影

整形外科での画像検査としては、通常、まずエックス線検査が行われます。立った姿勢で、正面と側面からの2方向で撮影するのが基本です。斜めから（斜位）の撮影を加えたり、椎間板《ついかんばん》の障害やすべり症などが疑われる場合は、前屈・後屈した姿勢で側面から撮る「機能撮影」を加えることもあります。

エックス線検査では、腰椎《ようつい》全体の椎骨《ついこつ》の並びをみたり、個々の椎骨について、椎体《ついたい》や椎弓《ついきゅう》、椎間関節《ついかんかんせつ》などの形状などを調べます。骨の変形や、すべり（椎体が前後にずれている）、脊柱《せきちゅう》の彎曲《わんきょく》、椎骨をつないでいる靭《じん》帯《たい》の骨化などの異常を観察できます。椎体と椎体の隙間（椎間板腔《くう》）が狭くなっていれば、椎間板がつぶれているとわかります。

機能撮影では、動きに伴う椎骨のずれなどが調べられるので、不安定かどうかがわかります。

また、骨折や腫瘍《しゅよう》、骨の炎症などを見つけることもでき、骨粗鬆症《こつそしょうしょう》で骨がもろくなっているなど、骨の質

ここが聞きたい

Q エックス線検査で椎間板がつぶれていました。詳しい検査を受けなくてよい？

A 椎間板がつぶれて薄くなると、エックス線検査では椎体の隙間が狭くなることでわかり、「椎間板腔狭小」という所見になります。ただ、椎間板腔狭小があっただけで精密検査が必要というものではありません。MRI検査は神経障害が疑われる場合に行うのが原則です。

エックス線検査（単純撮影）

正面像では、椎骨が四角く見え、隙間には椎間板がある。側面像では、腹側に四角い椎体、背側に椎弓が見える。

●正面像

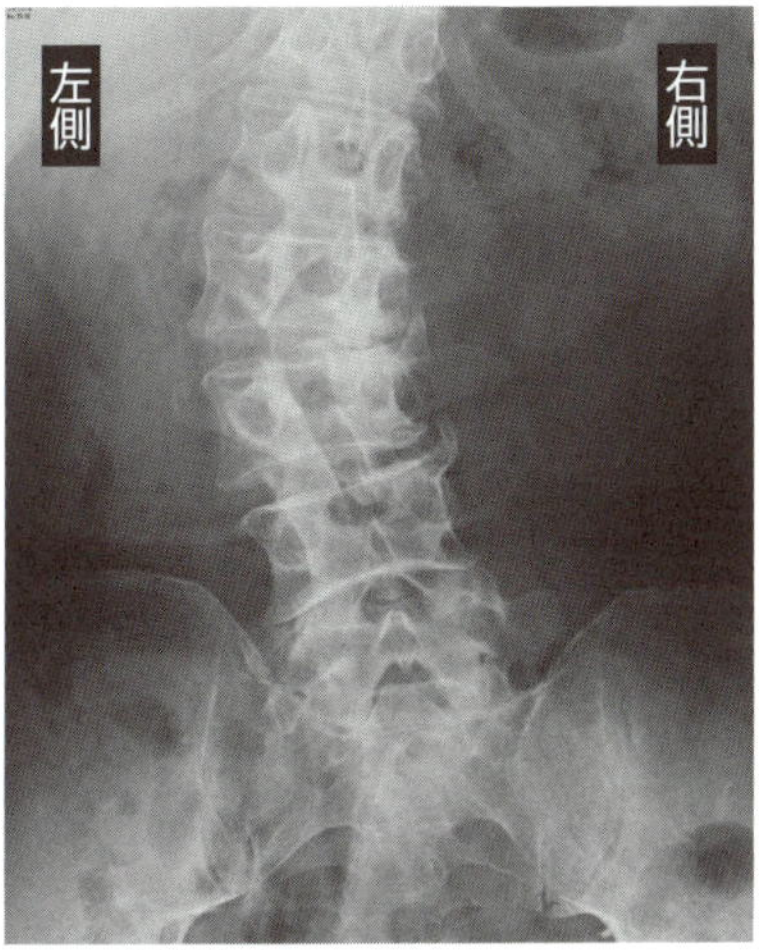

〈変性側弯症《そくわんしょう》の例〉
正面から見ると本来まっすぐに連なって見える椎骨が、左右に弯曲しているのがわかる。

●側面像

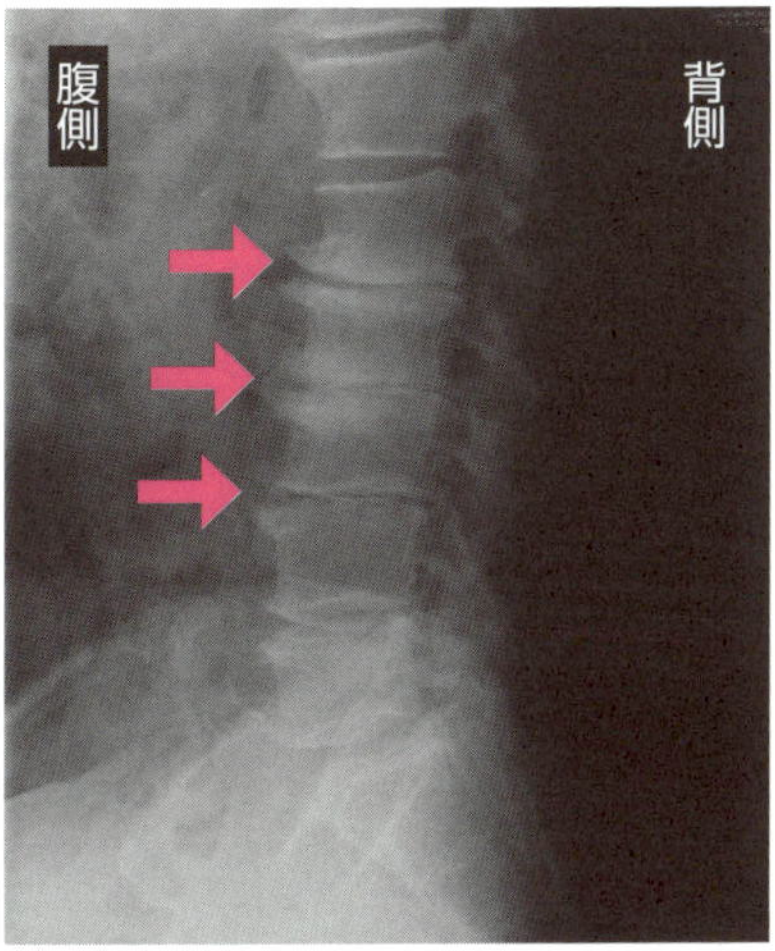

〈変形性脊椎症《せきついしょう》の例〉
椎体の変形や骨棘《こつきょく》（トゲのような出っ張り）とともに、椎間板腔狭小（矢印）から椎間板がつぶれて薄くなっていることがわかる。

●機能撮影

腰を前に曲げたり（前屈位）後ろにそらしたり（後屈位）して側面から撮影し、動きに伴う椎骨のずれなどをチェックする。

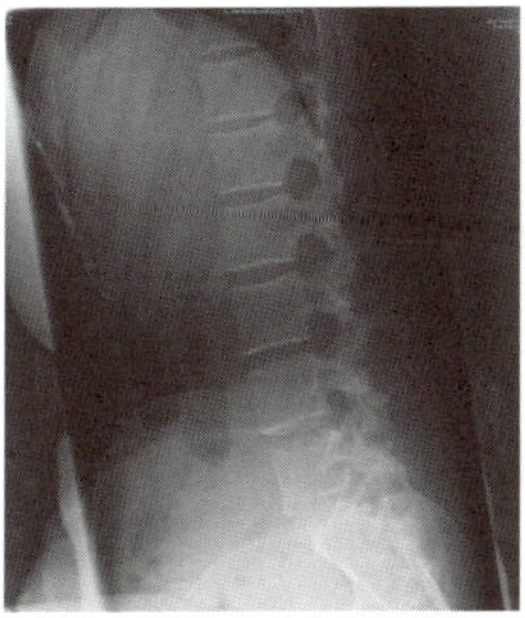

〈前屈位〉

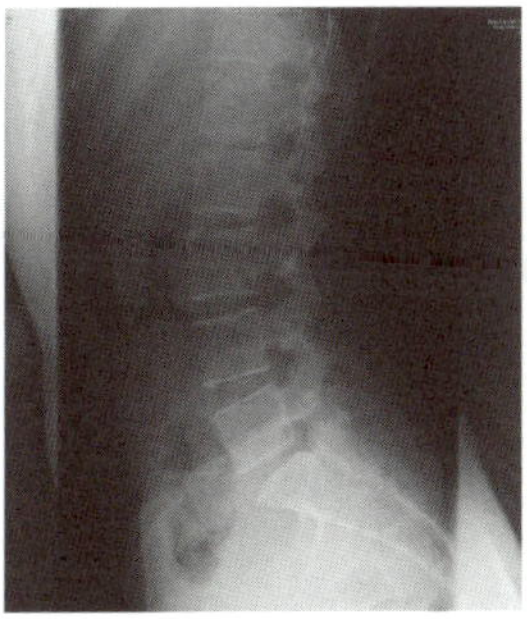

〈中間位〉

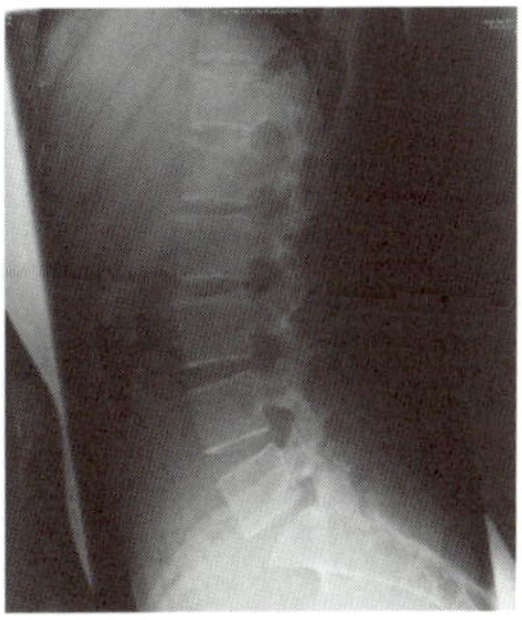

〈後屈位〉

もある程度わかります。危険な病気を除外するためにも重要です。

神経障害が疑われればMRI検査を行う

エックス線写真では骨は白く写りますが、椎間板や神経の様子は直接調べることができません。そこで、問診・身体所見とエックス線検査の結果から神経障害が疑われる場合などは、MRI検査で詳しく調べます。

MRIは磁気を利用して体内の断面像を撮影する検査で、縦・横・斜めなど自由な断面を画像化でき、エックス線と違って、骨に囲まれた中を撮影することもできます。

整形外科の病気では、特に脊柱管《せきちゅうかん》内の脊髄《せきずい》や椎間板などの撮影を得意とし、脊柱管狭窄症《きょうさくしょう》や椎間板ヘルニアの画像診断では中心的な検査となっています。椎骨、椎間板、神経根《しんけいこん》、脊柱管内の硬膜管《こうまくかん》、馬尾《ばび》まで、多くの情報が得られます。椎間板ヘルニアでは、とび出したヘルニアもはっきり写し出すことができ、椎間板の変性の程度も把握できます。

診断を確定するだけでなく、脊柱管のどこがどの程度狭窄しているか、神経の圧迫はどの程度かなどがわかるので、手術の検討や術前の検査には欠かせないものになっています。

反面、神経症状のない人にも椎間板ヘルニアが見つかるなど、不要な情報もたくさん得られるため、かえって診断を難しくしている面もあると指摘されています。**画像所見は、症状や身体所見と一致して初めて意味をもつ**ものなのです。

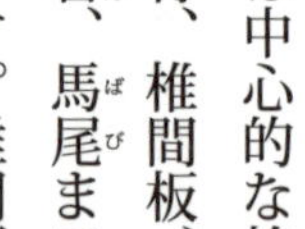

「無症候性」の画像所見は珍しくない

MRI検査は、エックス線検査ではとらえにくかった多くの情報をもたらし、背骨や脊髄の病気の診断に大きな役割を果たすようになっています。

ただし、情報が多いぶん、症状を起こしていない「無症候性」の画像所見があります。症状のない60歳以上の人にMRI検査を行ったら、画像上の異常所見が半数以上の人にみられたという報告もあり、まれなことではありません。

医師には不要な情報を削り落していく作業が求められますが、患者さん自身も不要な情報にとらわれすぎないようにしてください。

MRI検査

●縦断面　●横断面

〈腰椎椎間板ヘルニアの例〉

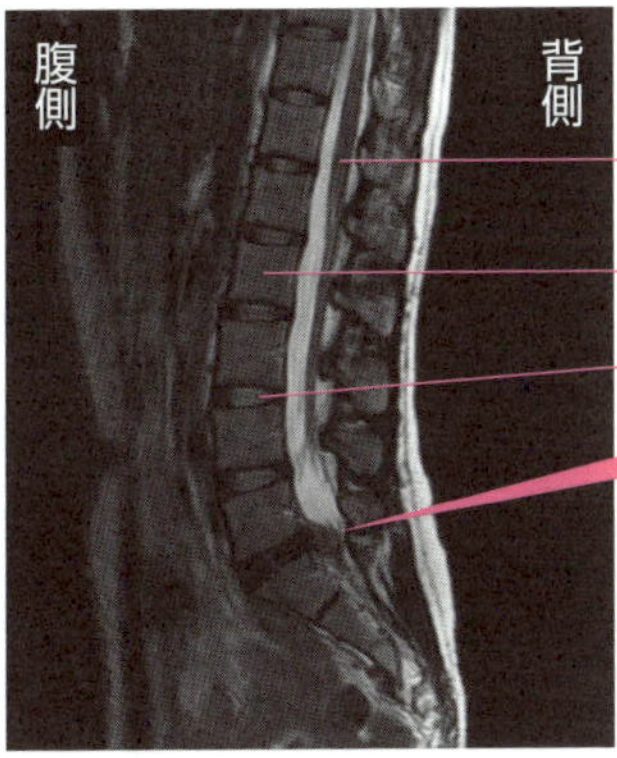

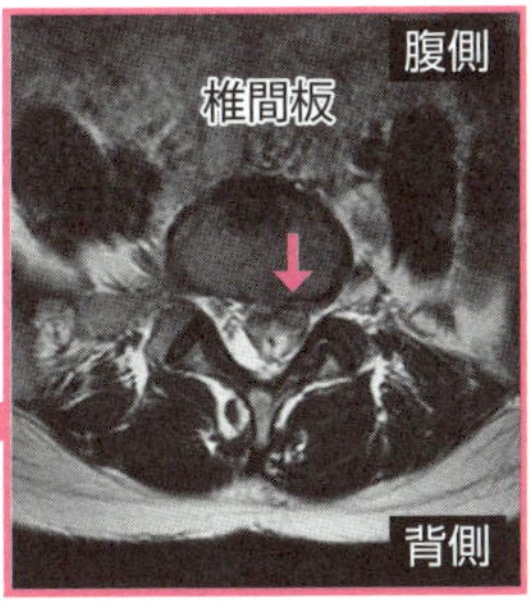

エックス線写真には写らない椎間板や神経なども写し出され、ヘルニアが確認できる（矢印）。

〈腰部脊柱管狭窄症の例〉

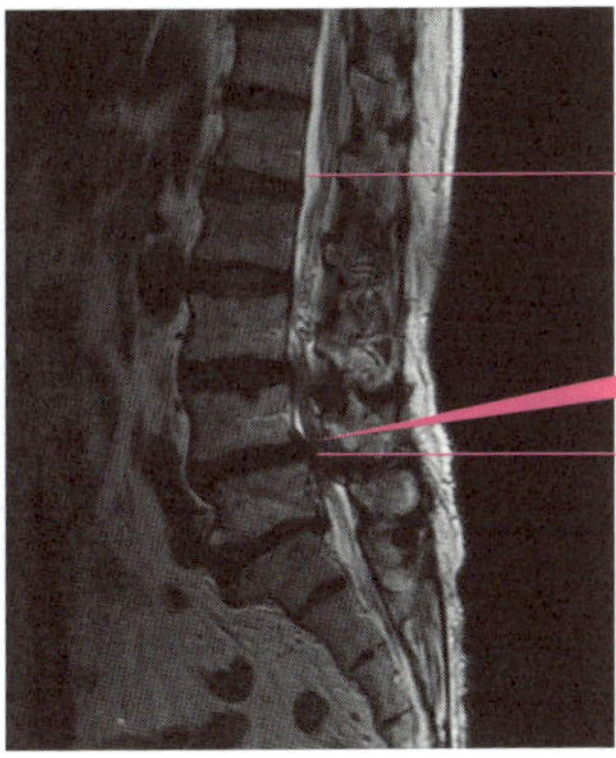

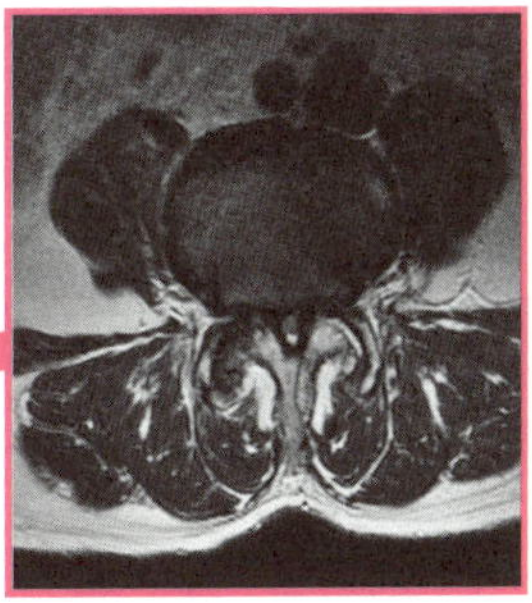

脊柱管の形状とともに、神経の圧迫の状態が確認でき、椎間板の変性の程度なども見られる。

知っておきたい

画像検査を受けるときの注意

●エックス線検査

エックス線を使う検査は妊娠中ないし妊娠の可能性がある女性には原則として行いません。

●MRI検査

心臓ペースメーカーなどの電子機器を体内に植え込んでいる人は、磁気が機器の作動に影響することがあるので、原則としてMRI検査は受けられません。ただし、最近はMRI対応型の機器も増えているので、確認しておくとよいでしょう。

また、体内にクリップや人工関節などが入っている人も、事前に相談してください。

必要に応じて行われる検査

●手術の前などにはより詳しい画像検査も行われる

CT検査

エックス線を使って体を輪切りにしたような断面像を撮る検査です。整形外科では主に骨を詳細に調べるために用いられ、特に骨の腫瘍《しゅよう》や靭《じん》帯骨《たいこつ》化《か》の診断では重要です。

最近は3次元の立体画像を得られる3D‐CTもあり、手術前などに行われています。

造影検査

患部をより詳しく調べるために造影剤を使って行う画像検査で、主に手術の前に行われます。

●脊髄造影(ミエログラフィー)

脊柱管《せきちゅうかん》の中で神経がどのように圧迫されているかを詳しく調べる検査です。腰部では馬尾《ばび》や神経根《しんけいこん》の状態を調べます。造影剤を腰からくも膜下腔《くう》に注入してエックス線撮影し、造影剤の陰影の欠け方から神経を圧迫しているものをとらえます。

従来、腰部《ようぶ》脊柱管狭窄症《せきちゅうかんきょうさくしょう》では重要な検査とされてきましたが、最近はCTやMRIの普及で実施される機会は減っています。また、造影検査を行う場合も、CTと組み合わせた

知っておきたい

造影剤を使う画像検査

「造影検査」というと、通常、脊髄《せきずい》造影や椎間板《ついかんばん》造影、神経根造影などを指しますが、そのほかの検査でも造影剤を使うことがあります。

背骨の検査として行うCTやMRIは、通常、造影剤を使わない単純撮影ですが、腫瘍や炎症が疑われる場合などは造影CT、造影MRIを行うことがあります。CTMといわれた場合も造影検査をあわせて行います。

CTMが多くなっています。

●神経根造影

痛みの原因となっている神経を突き止める検査で、診察で神経根の障害が推定されたときに、治療（ブロック療法）を兼ねて行われます。

エックス線で透視しながら、神経根に注射針を刺して造影剤、次いで麻酔薬を注入し、針を刺したときの痛みや、麻酔薬による軽減・消失を確認して、神経根を特定します。

その他の検査

感染性の病気や関節リウマチ、がんの存在が疑われるような場合には、**血液検査**や**尿検査**が行われます。骨《こつ》粗鬆症《そしょうしょう》の治療のために**骨代謝マーカー**を調べることもあります。

脚の痛みの原因となる末梢神経障害を鑑別するために、**電気生理学的検査**が行われることがあります。

そのほか、がんの転移を見つけるためなどに、放射性医薬品を用いる**骨シンチグラフィー**や**PET《ペット》検査**などが行われることもあります。

画像検査の最前線

一部の医療機関では「ダイナミックMRI」が臨床にも用いられ始めています。これは、造影剤を使って行う動的なMRI検査で、腰椎《ようつい》の検査では、立位、前屈・後屈といった機能撮影を行うことができます。

さらに最先端の「MRI拡散テンソル投射路撮影」は、高機能のMRIで撮影した画像データを解析することにより、神経線維の走行を視覚化する方法です。たとえば、脊髄の中から脚へ行く神経だけを写し出せるということです。臨床に使えるようになると、より詳細に神経の障害部位がわかるだけでなく、機能もある程度把握でき、どの程度の回復が見込めるかの見通しにかかわる情報まで得られると期待されています。

また、「ファンクショナルMRI（fMRI）」は、脳を調べることで、痛みの客観的な把握が可能になると期待される検査です。たとえば腰の痛みが本当にあると、脳の特定の部位に輝度変化が出るというのです。

今後ますます痛みも多方面からみる時代になるといえそうです。

診断と治療方針の決定

治療法はどのようにして決めるのか

症状や身体所見と画像所見をあわせて判断

問診から始まり、視診、触診をして、身体所見をとり、画像検査とあわせて、それらの情報がすべて一致すれば、「腰椎椎間板《ようついついかんばん》ヘルニア」「腰部《ようぶ》脊柱管狭窄症《せきちゅうかんきょうさくしょう》」といったはっきりした病名がつきます。つまり、患者さんが悩んでいる痛みなどの症状の現れ方が、身体所見から推定される神経の障害と一致し、その神経が実際に圧迫されていることが画像検査で確認できたような場合です。

たとえ画像検査で骨の変形などが見られても、症状や身体所見と一致しなければ、それが原因とはいえません。その場合は、画像に写った骨の変形は診断上の意味をもたず、現れている症状から、治療を考えていくことになります。

病状の緊急度、患者さんの不自由さから治療法を選ぶ

腰痛や坐骨神経痛《ざこつしんけいつう》に悩む患者さんにとって治療選択のポイントとなるのが、保存療法か手術かという点でしょう。

ここが聞きたい

Q 痛いから受診したのに「特に異常ありません」といわれたら？

A エックス線検査や医師の目から見た他覚的所見としては、症状に結びつくような異常がないということです。痛みの原因になるような大きな問題はないようです。

ただ、原因は特定されなくても症状を軽減するための治療はできます。困っている症状を医師に伝え、つらい痛みを抑える薬を使いながら、理学療法などで改善をはかっていきましょう。

医師が緊急に手術を勧めるのは巨大なヘルニアで馬尾《ばび》が強く圧迫されているなど、麻痺《まひ》が急速に進んで回復が難しくなるケースです。また、筋力低下が進んでいる、重度の歩行障害がある、排泄《はいせつ》の障害が出たという場合も、早めの手術を検討します。

それ以外の場合は、まず保存療法を行うのが基本です。腰痛はあるが、それを説明する画像所見がない場合は、手術の対象にはなりません。背骨の老化によって起こる腰椎変性疾患では、一般に、まず保存療法を行いながら経過をみて、効果がない場合に手術を考えます。

ただし、手術を考えるタイミングは、症状やその変化から見極める必要があります。個々の患者さんの治療目標と、手術に期待できる効果との兼ね合いもあるでしょう。医学的に手術を急ぐ必要はなくても、早く仕事に復帰したいという患者さんの希望があれば手術が行われます。

治療法を選ぶ際に重要なのは、**起きている症状によって患者さんがどれだけ不自由していて、それをどこまで改善したいのか**です。それを医師に伝えて、よく相談してください。

治療の進め方

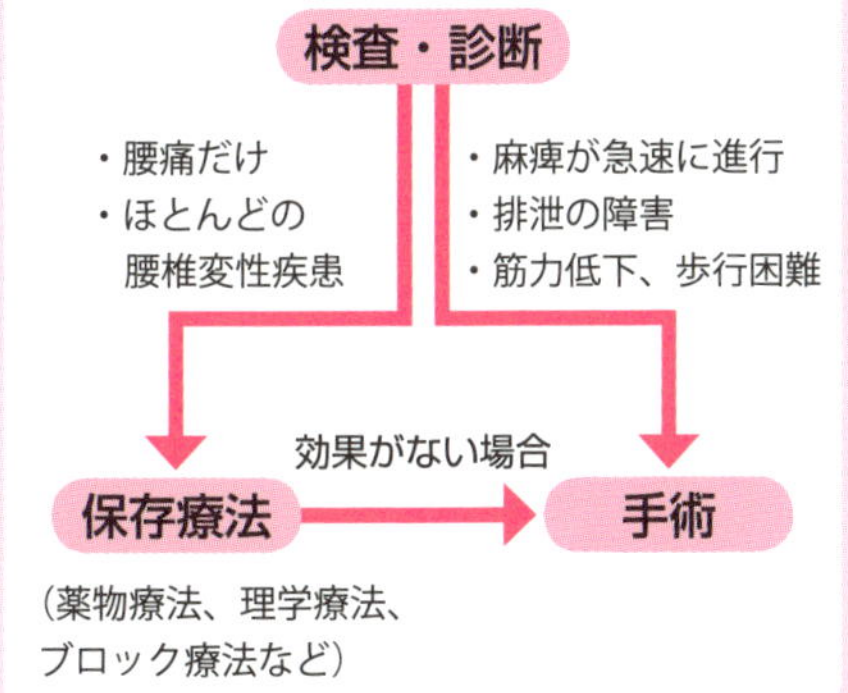

ここが聞きたい

Q 腰痛で整形外科に行っても、病名をいわれたことがありません

A 若い人の場合は、腰椎に椎間板ヘルニアがあれば「腰椎椎間板ヘルニア」、椎骨の分離が確認されれば「脊椎分離症」などと、はっきり病名を告げられることが多いと思いますが、加齢とともに腰痛にかかわる要因が増え、原因を特定しにくいケースが多くなります。そのため、いわゆる「腰痛症」として扱われ、特に病名を告げられない人も少なくありません。

腰痛の患者さんの多くは保存療法で症状が軽くなります。ただ、痛みだけでなく、神経障害が疑われる症状が出てきたら、そのときは改めて原因を詳しく調べる必要があるでしょう。

いろいろな診断名がつくわけは

同じ病気にもいろいろな呼び名がある

「腰痛」や「坐骨神経痛《ざこつしんけいつう》」は、日常会話では病名のようにも使われていますが、どちらも症状を指す名称です。原因となっているのが腰椎《ようつい》に生じた椎間《ついかん》板《ばん》ヘルニアとわかれば、「腰椎椎間板ヘルニア」と診断名がつきます。

ただ、中高年の腰痛や坐骨神経痛の原因となるような加齢性疾患の場合、この診断名のつけ方がいろいろあり、「違う病気になったのか」「医師によって診断が違うのか」と、とまどう患者さんもいるようです。

たとえば腰痛の原因が加齢による背骨の変形であれば「変形性脊椎症《せきついしょう》」といわれます。腰椎に起きていることから「変形性腰椎症」ともいいます。悪くなっているのが椎間板であれば「椎間板症」、椎間関節《ついかんかんせつ》であれば「椎間関節症」ということもありますが、高齢になると区別はつけにくくなります。そのような骨や椎間板などの変性をみな含めて、慢性的に腰が痛い場合を「腰椎症」ともいいます。

「腰痛症」という呼び名は、広義には腰痛があるものすべてになりますが、通常、原因からの病名がつきにくい場合に用いられます。ただし、とりあえず「腰痛症」として痛み止めの薬を使い始め、あとから原因がわかって、その病名で呼ばれるようになることもあります。最近では、原因不明の腰痛を指して、専門的には「非特異性腰痛」と呼ぶようになっています。

脊柱管狭窄症は病態からの呼び名

最近増えている「腰部《ようぶ》脊柱管狭窄症《せきちゅうかんきょうさくしょう》」は、腰部の脊柱管が狭くなっているという病態がある病気の総称です。

生まれつき脊柱管が狭いという素因もかかわっていますが、それだけで「脊柱管狭窄症」とはいいません。そこに、腰椎に変形が起こる「変形性腰椎症」や、椎骨《ついこつ》がずれる「変性すべり症」など、脊柱管を狭める何らかの要因が加わり、その結果、間欠跛行《かんけつはこう》などの症状が現れた場合に「脊柱管狭窄症」と診断されます。

以前は「坐骨神経痛」と症状からいわれていたなかにも、かなり含まれていると考えられます。

第3章

腰痛・坐骨神経痛が起こる病気

腰痛・坐骨神経痛の原因に目を向け、原因となる主な病気について、それぞれどのような病気か、症状の特徴、診断、治療などを、アドバイスをまじえながら解説します。

「腰痛症」にはいろいろな原因がある

ひとくくりに「腰痛症」とも呼ばれるが、原因はさまざま

腰椎の病気の多くは背骨の老化に伴って起こる

腰痛が起こる病気はたくさんあり、内臓などの病気の症状として起こることもありますが（p78）、多くは腰椎《ようつい》に何らかの問題が生じていると考えられます。若い年代ではけがやスポーツ障害が主な原因ですが、しだいに背骨の加齢変化（変性）による病気が出てきます。腰椎の病気で最も多いのは、背骨の老化によって起こるこの**加齢性（変性）疾患**です。

背骨の加齢性疾患の基盤となっているのが**椎間板**《ついかんばん》**の変性**です。椎骨《ついこつ》の間にはさまってクッション役を果たしている椎間板は、加齢とともに徐々に弾力が低下し、組織に傷みが生じてきます。椎間板は一度壊れたら元には戻りません。突然起こる椎間板ヘルニアも、多くはこうした椎間板の変性を基盤に起きてきます。変性が進むとともに、椎間板の厚さ

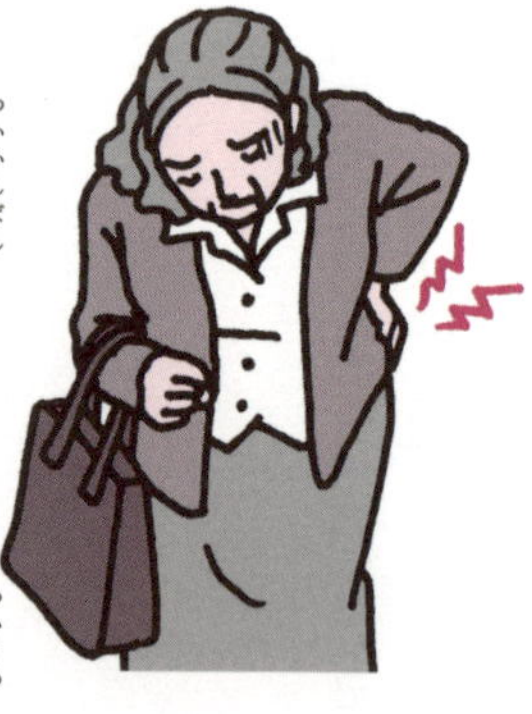

知って
おきたい

腰椎の加齢性疾患の始まりは「椎間板症」

椎間板の機能が低下し、腰にかかる荷重を腰椎が支えきれなくなって腰痛が出る状態を「腰椎椎間板症」と呼ぶことがあります。多くは加齢に伴う椎間板の変性によるもので、腰椎の加齢性疾患の始まりともいえます。

腰椎椎間板症の腰痛は、長時間同じ姿勢を続けたり、動き始めるときに出やすいのが特徴です。

は薄くなり、椎骨や椎間関節《ついかんかんせつ》にかかる負担が大きくなります。加齢とともに骨自体も弱くなっているので、すり減ったり変形したりしてきます。

中高年の腰痛の原因となる、変形性脊椎《せきつい》症、変性すべり症、変性側弯《そくわん》症・後弯《こうわん》症、腰部脊柱管狭窄症《ようぶせきちゅうかんきょうさくしょう》などはこうして起こってきます。

腰痛の原因となる主な病気と症状

ぎっくり腰	ささいなきっかけで突然発症。動けなくなるほどの激しい腰痛。
腰椎椎間板ヘルニア	前かがみになると強くなる腰痛、坐骨神経痛《ざこつしんけいつう》。
変形性脊椎症	慢性腰痛で、朝起きたとき、動き始めに痛みが強くなる。
脊椎分離症・分離すべり症	腰まわりの鈍痛で、後ろにそらすと強くなる。すべりが起こると坐骨神経痛。
腰椎変性すべり症	脚や腰の痛み、しびれ、間欠跛行《かんけつはこう》（歩くと痛みやしびれが出るが、休むとまた歩ける）。
変性側弯症・後弯症	側弯症では腰痛、坐骨神経痛。後弯症ではまっすぐ立って歩けなくなる。
脊柱靭帯骨化《じんたいこっか》症	衝撃が加わると急激に症状が現れる。
腰部脊柱管狭窄症	腰をそらすと痛む。坐骨神経痛、間欠跛行。
骨粗鬆症《こつそしょうしょう》による脊椎骨折	突然、腰背部が激しく痛む。あるいは頑固な腰痛が続く。
脊椎腫瘍《しゅよう》	痛みがしだいに強くなる。安静時にも痛む。
脊髄《せきずい》腫瘍（馬尾《ばび》腫瘍）	坐骨神経痛。痛みがしだいに強くなる。
化膿《かのう》性脊椎炎	腰や背中の激しい痛み、高熱を伴う。
結核性脊椎炎	腰や背中の鈍い痛み、微熱が続く。
心因性腰痛	ストレスが多い。自覚症状と、画像診断や身体所見が一致しない。

知っておきたい

年代によって違う腰痛・坐骨神経痛の主な原因

〈若い人では〉
- 筋肉疲労
- 外傷（脱臼《だっきゅう》、骨折、ねんざ）
- スポーツ障害
- 脊椎分離症、分離すべり症
- 椎間板ヘルニア　など

〈中年では〉
- 椎間板症
- 椎間関節症
- 椎間板ヘルニア
- 分離すべり症　など

〈高齢者では〉
- 変形性腰椎症
- 変性すべり症
- 変性側弯症・後弯症
- 腰部脊柱管狭窄症
- 骨粗鬆症による脊椎骨折

さらに、代謝性疾患とされる骨粗鬆症も加齢とともに増え、弱った骨に骨折が生じると、腰痛を招く原因となります。

原因を特定できない「非特異性腰痛」も多い

腰痛を訴える人が受診した場合、診察での医師の所見と画像検査の所見が一致すれば、「腰椎椎間板ヘルニア」「腰部脊柱管狭窄症」といったはっきりした病名がつきます。

しかし、腰痛にかかわる要因は多岐にわたります。実際には、腰椎に加齢変化は見られてもそれが腰痛の原因かどうかがはっきりせず、**筋力の低下**、**生活状況**、**ストレス**などのかかわりが考えられるような場合が少なくありません。それらが複合的にからんでいることもあるでしょう。

そのような原因を特定しにくい腰痛を、専門的には「非特異性腰痛」と呼んでいます。一般に「腰痛症」といわれてきたものにあたります。

最近では、そのなかで心のストレスのかかわりが大きいものを「心因性腰痛」ととらえて、チーム医療で精神面のサポートをする試みなども出てきています。

心因性腰痛と診断されなくても、痛みが出る背景に精神面の要因がからんでいることもよくあります。非特異性腰痛の治療では、痛みをとる**消炎鎮痛薬**の使用や筋力を高める**運動**などとあわせて、**ストレスの解消**をはかることも大切です。患者さんによっては、抗うつ薬などが役立つこともあります。

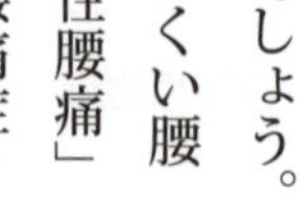

「腰痛症」の診断が意味するところはさまざま

「非特異性腰痛」という言葉は患者さんに向かって使われることは少なく、通常は「腰痛症」という診断に含まれます。

ただし、「腰痛症」といわれても、すべて非特異性腰痛とは限りません。まずは暫定的に腰痛症として、つらい痛みをとる治療を始めることもあるからです。ほかの原因が除外されていない場合は、非特異性腰痛とはいえません。

痛みがとれて悩みが解消されればよいのですが、なかには背後に重大な病気が隠れている場合もあります。よくならない場合は、改めて原因を調べ、それに応じた対処が必要です。

ここが聞きたい

私の腰痛の原因とは？　治療はどうする？

Q 腰痛で受診したら抗うつ薬を処方されました。うつ病だったということ？

A 診察の所見と画像、問診での生活状況なども含めて総合的に判断して、心因性腰痛の可能性があれば、治療と診断を兼ねて抗うつ薬を使ってみることもあります。

それで痛みが少し落ち着くようなら、心因性の要因もあると考えられるので、少量の抗うつ薬をしばらく使う場合もあるでしょう。

抗うつ薬を出されたからといって、自分はうつ病だと考える必要はありません。

腰痛の原因を多角的にみて対処を考えれば、薬も痛み止めだけではなく、かかわっている要因に応じたものが用いられます。

Q「原因不明」でも腰痛の治療はできるの？

A 腰椎以外も含めて病気の可能性を調べても、特に原因となるような病気がないなら、むしろ心配のいらない腰痛ともいえます。

特に病気でなくても、加齢とともに腰痛の起こりやすい要因は増えます。加齢変化を治療ですべてなくすことはできませんが、痛みを軽くして、なるべく快適な生活を目指す治療はできます。

いろいろな要因が重なり合って腰痛が起きているなら、取り除ける要因を取り除くことも、症状の軽減につながります。なるべく腰痛を出さない暮らし方を見つけていきましょう。

治りにくい場合には、「疼痛《とうつう》外来」「腰痛外来」などを受診して、多方面から分析してもらうのもひとつの方法でしょう。

Q 慢性腰痛で通院していますが、病名も聞いた覚えがなく、どこがどう悪いのかわかりません

A 自分の病気を理解するためには、やはり診断名を知っておくことは大切です。名前が難しくて、一度聞いても覚えきれなければ、担当医に頼んで紙に書いてもらうとよいでしょう。

あわせて、骨に異常があるのか、椎間板なのか、神経に異常があるのかなど、どの部分がどうなっている病気なのかを聞いておきましょう。

日常生活で気をつける点についても確かめておくとよいと思います。

ぎっくり腰（急性腰痛症）

ちょっとしたきっかけで突然激しい腰痛が起こる

〝魔女の一撃〟といわれる激烈な痛みに襲われる

急に強い腰の痛みが起こる「急性腰痛」の代表的なものが、いわゆる「ぎっくり腰」です。多くは不意に前かがみになったり腰をひねったりする動作が引き金になって起こり、突然、腰に激痛が起こります。重い物を持ち上げたときに起こることもありますが、ささいなきっかけで起こることが多く、なかには思い当たるきっかけがないという人もいます。

昔から〝魔女の一撃〟といわれるほど痛みは激烈で、ひどい場合はその場で動けなくなります。

原因としては、腰椎《ようつい》の椎間関節《ついかんかんせつ》のねんざをはじめ、筋肉、筋肉を包んでいる筋膜、靭帯《じんたい》、椎間関節などのさまざまな問題が考えられますが、ぎっくり腰では検査をしても明らかな原因は見つかりません。ただ、症状は激しくても、大抵は自然によくなります。

安静は短期間にとどめて早く日常生活に戻る

ぎっくり腰が起こった直後、激し

ここが聞きたい

Q ぎっくり腰は癖になる？　なぜ何度も繰り返す？

A ぎっくり腰が治らずに慢性化することはありませんが、再発することはあります。

ぎっくり腰が起こる背景には、腰椎を支える筋肉や椎間関節などがトラブルを起こしやすい状態になっていることが考えられます。繰り返す人は、筋肉を鍛えたり、肥満を解消したり、日常の姿勢や動作に気をつけることが予防につながります。

い痛みで動けないときは、まずは**いちばん楽な姿勢をとって安静にしま**す。左図のような姿勢が楽なことが多いでしょう。ただし、いつまでもこうして寝ていればよいというものではありません。

急性期に痛みが楽になる姿勢は

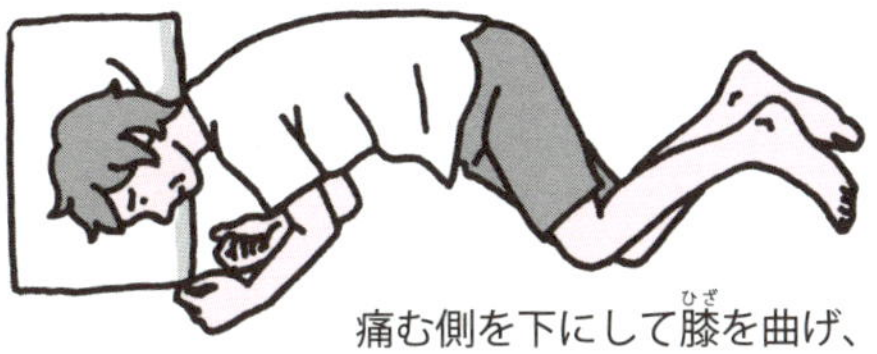

痛む側を下にして膝《ひざ》を曲げ、背中を丸めて横向きに寝る。

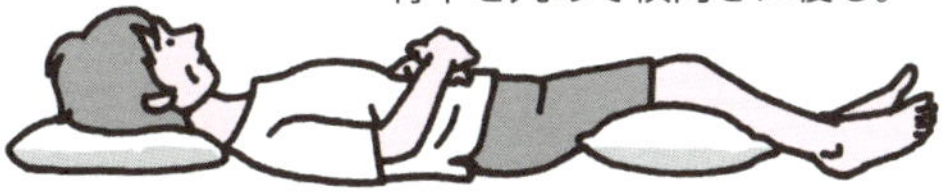

あお向けになって膝を少し曲げた姿勢をとる。

最近では、安静が長引くとかえって治りが遅れ、むしろ動いたほうが早く回復することが、多くの研究から明らかになっています。

発症直後は、痛み止めの薬を使い、激痛をおして無理に動く必要はありませんが、大抵2～3日もすると痛みが少しやわらいできます。無理のない範囲でなるべく動くようにして、徐々にふだんの生活に戻していきましょう。**痛み止めの薬を使ってでも、動いたほうが早く回復**します。1週間もすれば、ほぼふだんの生活に戻れるでしょう。痛みが軽くなれば、薬を使い続ける必要もありません。

ぎっくり腰であれば、ほとんどは1か月以内に治ります。あまり長引くようなら、ほかの原因を疑う必要もあります。

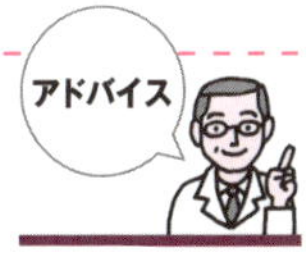

急激な腰痛＝ぎっくり腰とは限らない

急に起こる腰痛はぎっくり腰だけではありません。背骨の病気に限らず、婦人科や泌尿器科の病気、消化器の病気で急性腰痛が現れることもあります。

安静にしても痛みが軽くなる姿勢がない、発熱を伴う、冷や汗が出るといった場合は、ほかの危険な病気の症状として腰痛が現れている疑いがあります。なるべく早く受診してください。

また、骨粗鬆症《こつそしょうしょう》のある高齢者では、くしゃみをした程度でも背骨の圧迫骨折が起こり、急激な腰痛が現れて、ぎっくり腰と紛らわしいこともあります。

腰椎椎間板ヘルニア

働きざかりに多い急性の腰痛・坐骨神経痛の代表的な原因

ヘルニアには自然に縮小するものがあるとわかってきた

比較的若い年代の急激な腰痛・坐《ざ》骨神経痛《こつしんけいつう》の代表的な原因が「腰椎椎《ようついつい》間板《かんばん》ヘルニア」です。背骨の椎骨《ついこつ》と椎骨の間にはさまってクッション役をしている椎間板の中身が飛び出して、後方にある神経を圧迫、刺激するため、症状が起こります（左ページの図）。椎間板ヘルニアは背骨のどこにも起こる可能性がありますが、最も多いのが腰椎です。本書で椎間板ヘルニアという場合は、腰椎椎間板ヘルニアを指します。

椎間板ヘルニアについては、ここ20年ほどの間に常識が大きく変わりました。昔はとび出したヘルニアは手術で取り除かなければならないものと考えられていましたが、最近では手術をするケースは減っています。MRIなどの画像検査の普及により、**ヘルニアは自然に縮小することがあり、またヘルニアがあっても痛みが出るとは限らない**ことが明らかになってきたからです。

腰椎の病気の多くは背骨の老化に伴って起きてきますが、背骨のなか

ここが聞きたい

Q ただのぎっくり腰か椎間板ヘルニアかはどう見分ける?

A 脚のほうまで痛みやしびれがあれば椎間板ヘルニアが疑われますが、腰痛だけの場合には、発症時の症状だけではなかなかわからないことがあります。

急激な腰痛が現れ、2〜3日たっても症状が軽くなっていかなかったら、単なるぎっくり腰ではなく、椎間板ヘルニアなどを疑う必要があるでしょう。

でも真っ先に老化が始まるのが椎間板です。老化に伴って中の髄核《ずいかく》の水分が減少し、クッションの弾力が低下したり、それを取り巻く線維輪《せんいりん》という組織にも傷みが出てきます。

そこに、激しい運動や重労働で腰椎に強い負荷がかかったり、腹筋や背筋の筋力低下や肥満により腰椎の負荷が大きくなったりすると、ヘルニアを生じさせる原因になります。

椎間板ヘルニアとは

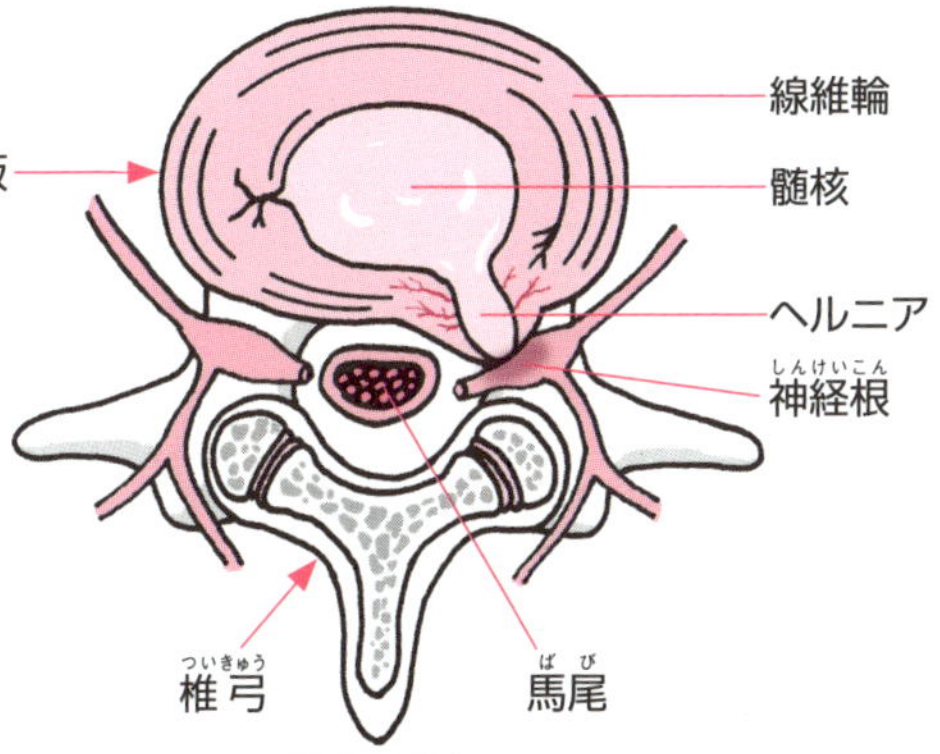

椎間板は椎骨と椎骨の間にはさまっている弾力性のある組織で、背骨に加わる体重や衝撃を吸収するクッションの役をしている。椎間板は、中心部のゼリー状の「髄核」と、周囲を取り巻く「線維輪」から成る。この椎間板に強い圧力が加わったり、線維輪に傷みが生じたりすると、髄核が飛び出て椎間板ヘルニアが起こる。

ヘルニアのタイプ

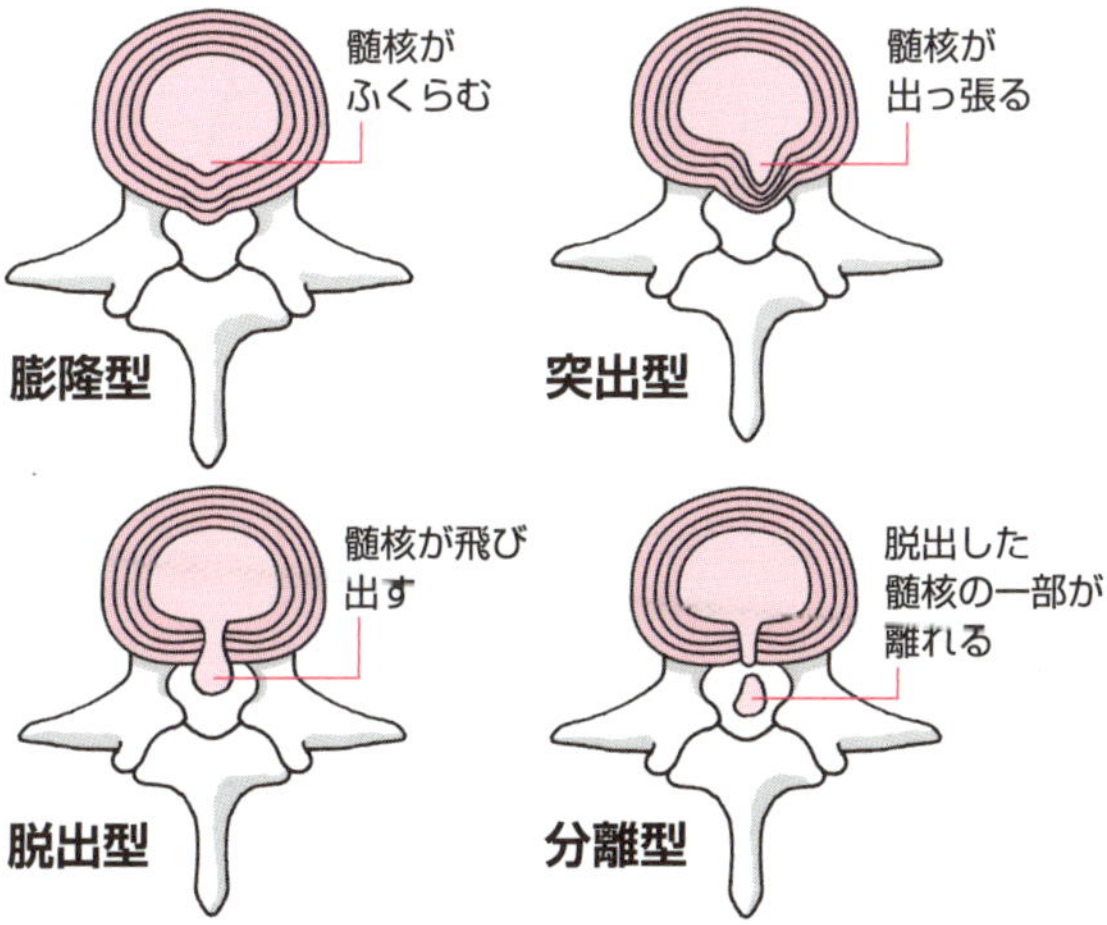

ヘルニアは上のようなタイプに分類される。狭義には、髄核が脱出しているものをヘルニアと呼ぶ。

腰痛、脚の痛みやしびれは前かがみで強くなる

椎間板ヘルニアの代表的な症状は、**急性の強い腰痛**と、**脚の痛みやしびれ**です。前かがみになったり物を持ったりして、椎間板の内圧が高まると、後方の神経への圧迫・刺激が増して、症状が強くなるのが特徴です。

ヘルニアは第4腰椎と第5腰椎の間や、第5腰椎と仙椎《せんつい》の間に多く生じますが、ここから出ている神経は坐骨神経を形成しているため、椎間板ヘルニアではしばしば**坐骨神経痛**が起こります。お尻から脚の後ろ側へ走るような痛みやしびれが典型的で、多くは左右片側に現れます。坐骨神経には運動神経も含まれるので、脚の脱力感や運動障害が現れることもあります。

また、ときにヘルニアが脊髄《せきずい》の末端に続く「馬尾」という神経まで障害することがあります（馬尾障害）。こうなると両側の感覚や運動、排泄《はいせつ》機能にも影響が及びます。**排尿の異常が現れるようになったら重症**です。

キーワード → 馬尾障害

腰椎上部から下の脊柱管《せきちゅうかん》には脊髄に出入りする多数の神経の束が通っています。これが馬尾で、障害されると、両脚のしびれや麻痺《まひ》、排泄障害など、広い範囲に多様な症状が現れます。

椎間板ヘルニアの症状

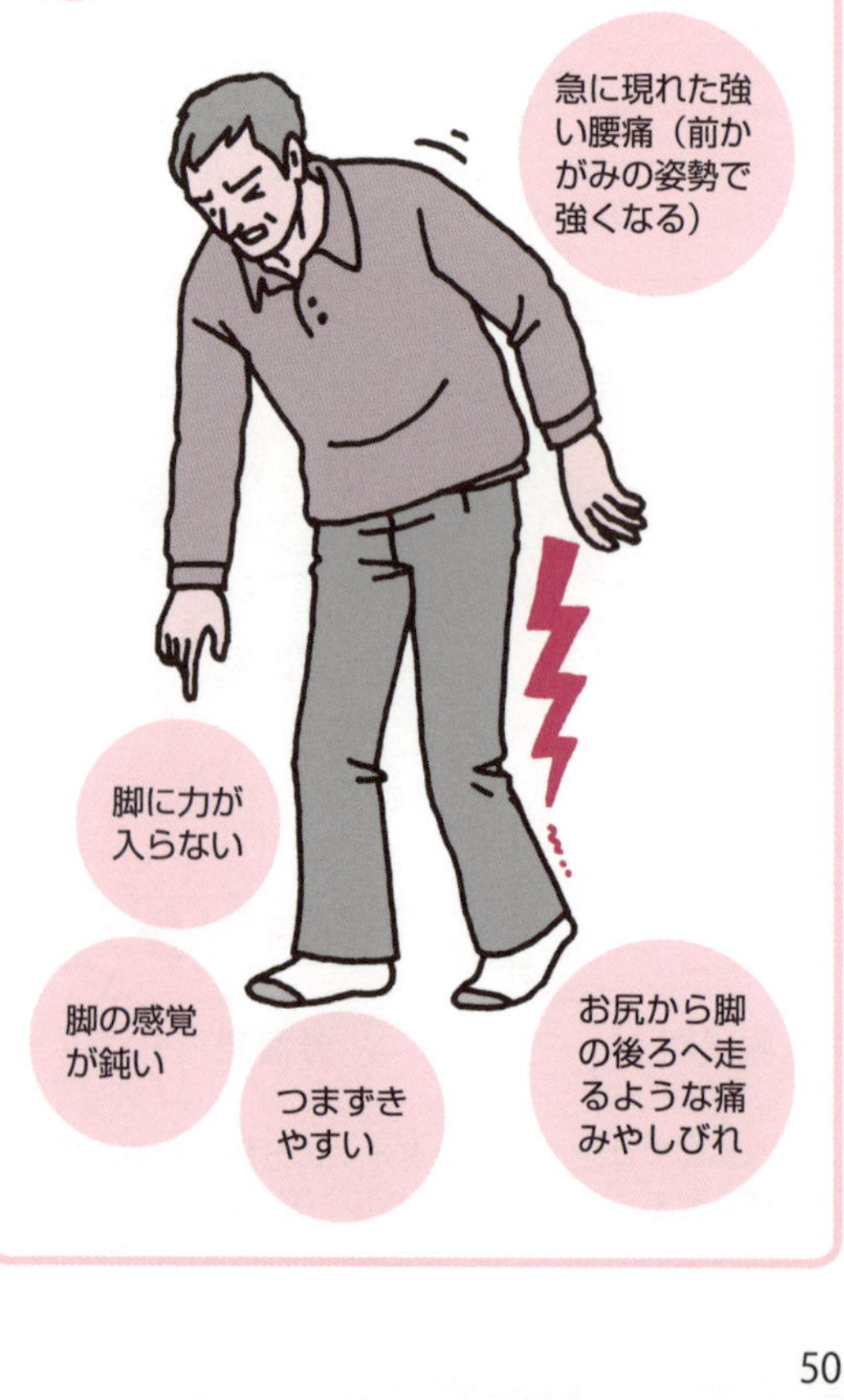
急に現れた強い腰痛（前かがみの姿勢で強くなる）
脚に力が入らない
脚の感覚が鈍い
つまずきやすい
お尻から脚の後ろへ走るような痛みやしびれ

ぎっくり腰とは違って慢性的な経過をたどることが多いのですが、ヘルニアが自然に吸収されれば症状もなくなります。

下肢伸展挙上テスト

あお向けになって、膝《ひざ》を伸ばしたまま片方ずつ脚を持ち上げる。

健康な人でも80～90度まで上げると膝の裏が痛くなるが、椎間板ヘルニアでは30～40度で痛みが出ることが多い。

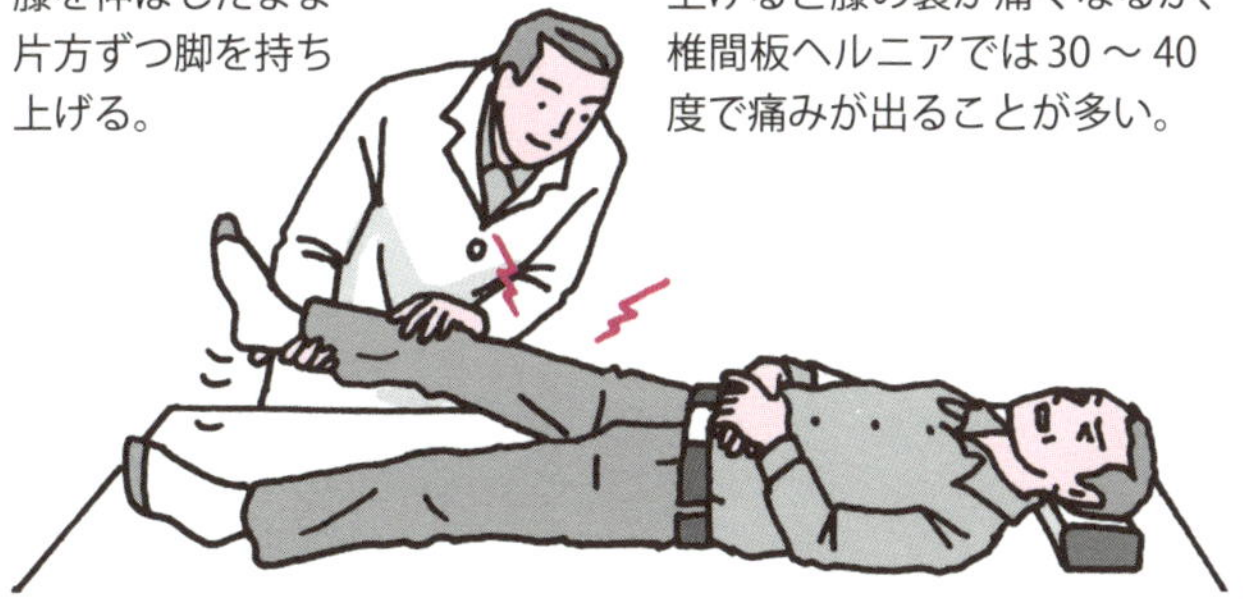

画像にヘルニアがあっても症状の原因とは限らない

激しい腰痛や坐骨神経痛があって整形外科を受診すれば、大抵、エックス線検査は行われますが、エックス線検査では骨は写せても、椎間板や神経は写りません。そのため椎間板ヘルニアの診断では、椎間板や神経の状態が調べられる**MRI検査**が重要になります。

ただし、ＭＲＩの画像でヘルニアが見られたとしても、それだけで腰痛や坐骨神経痛などを起こしている原因とは決まりません。近年の研究では、椎間板ヘルニアの患者さんとそうでない人を対象に画像検査をしたら、患者でない人たちの8割近くにも画像上はヘルニアが見られたと

知っておきたい

姿勢によって椎間板の内圧はこんなに違う

椎間板の内圧は、姿勢によって変わります。左の図は立っているときを100として、姿勢による椎間板内圧の違いを示したものです。前かがみになると内圧が高くなるのがわかります。

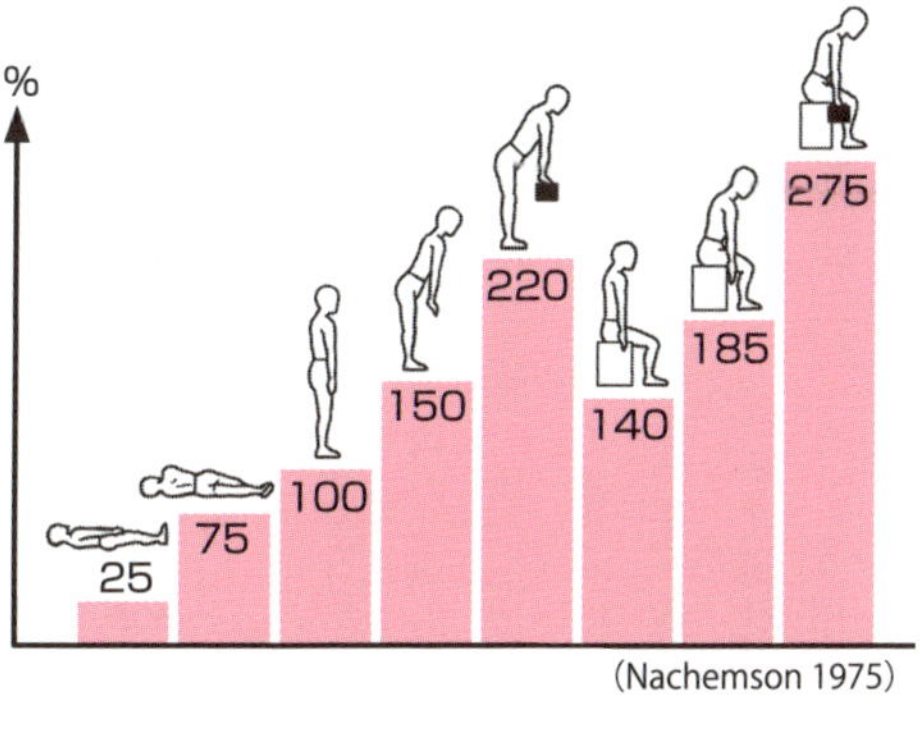

（Nachemson 1975）

いう報告もあります。ヘルニアがあっても症状の出ない人がたくさんいるのです。逆にいえば、画像で見られたヘルニアを取り除いても、それで苦痛を取り除けるとは限らないということです。

　そこで、まず**問診**で症状について詳しく聞き、**診察**で痛みの現れ方や神経の障害を調べます。椎間板ヘルニアの診断では、特に「**下肢伸展挙上テスト**」が重要です（前ページの図）。ヘルニアで神経が圧迫されると、30～40度まで脚を上げただけでお尻から脚へ痛みが走ります。

　問診や診察でわかる神経の機能的な異常に、画像検査で確認された椎間板ヘルニアや神経の様子が一致すれば、ヘルニアが症状の原因と診断できます。

MRI検査

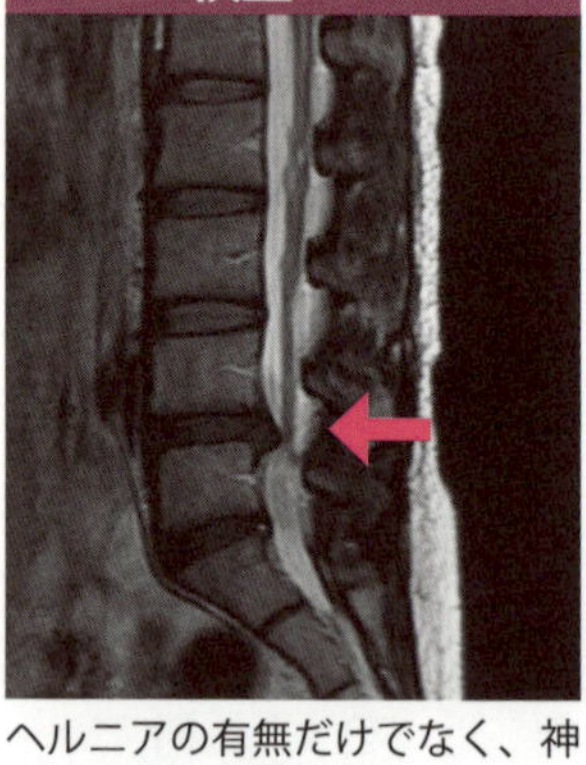

ヘルニアの有無だけでなく、神経の圧迫も確認できる。

3か月は保存療法で痛みを抑えながら経過をみる

椎間板ヘルニアの治療は保存療法が中心になります。ヘルニアが自然に縮小・消失するケースがかなりあることがわかってきたため、発症から3か月ほどは、保存療法を行いながら経過観察をするのが基本です。

　痛みが激しい急性期には、痛みが出にくい姿勢で**安静**にします。

薬物療法としては、痛み止めの消

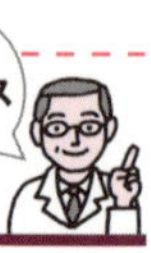

アドバイス

椎間板ヘルニアの問診、身体所見のポイントは

まず、問診では、発症のきっかけや、腰痛の現れ方や痛みの程度、起こる頻度、痛む部位のほか、痛みが「脚のほうへ放散する」「神経根の走行に一致する」「せきやくしゃみで悪化する」「発作的に起こる」などがポイントになります。

　診察では、下肢伸展挙上テストをはじめ、足腰を動かしながら、どこまで動かせるか、どこで痛みが出るかなどを調べます。神経障害を調べるために、アキレス腱《けん》や膝蓋《しつがい》腱の反射や、脚に触れたときの感覚、脚や足指の筋力などを調べるテストも行います。

炎鎮痛薬が主に用いられます。また神経障害による痛みを対象とするプレガバリン（リリカ®）という薬が登場して以来、ヘルニアによる坐骨神経痛にもよく用いられています。

薬物療法で抑えられない激痛には**ブロック療法**が有効です。通常、ヘルニアによって刺激されている神経根の周囲に、局所麻酔薬とステロイド薬を注射します（硬膜外《こうまくがい》ブロック）。

ただし、炎症反応は強いほうがヘルニアの消失は早く進みます。漫然と消炎鎮痛薬を使い続けたり、神経ブロックを繰り返すのは、経過を長引かせることになりかねないので、注意が必要です。

そのほか、腰痛の軽減には**軟性コルセット**も役立ちます。これも長く頼っていると筋力低下を招くため、痛みの強い時期だけ使うことが大切です。患部を温める**温熱療法**や**牽引《けんいん》療法**なども行われています。

発症から1～2週間で激しい痛みがおさまってきたら、いつまでも安静にしているとかえって症状を長引かせます。できるだけふだんの生活に戻していき、回復と再発予防のために運動療法を始めましょう。

椎間板ヘルニアの保存療法

薬物療法 p82	腰痛、坐骨神経痛などの症状を緩和する。 ●消炎鎮痛薬（一般的な痛み止め） ●神経性疼痛《とうつう》緩和薬（神経障害による場合）など
ブロック療法 p98	痛みが激しく、薬物療法で効果がない場合。 ●硬膜外ブロック ●神経根ブロック
物理療法 p88	痛みがやわらぐ場合。 ●温熱療法…血行をよくして筋肉の緊張をゆるめる ●牽引療法…神経への圧迫を軽減する
装具療法 p92	痛みが出やすい姿勢を制限。 ●コルセット
運動療法 p94	急性期の痛みが落ち着いたら。 ●ストレッチング ●筋力トレーニング　など

症状に応じて、組み合わせて行われる。

2018年8月にコンドリアーゼ（ヘルニコア®）という椎間板の髄核を融解させる注射薬が登場し、腰椎椎間板ヘルニアに対する新しい治療が一部の医療機関で始まっている。

馬尾障害や脚の筋力低下があれば早めに手術

椎間板ヘルニアの痛みは、大抵、保存療法で改善します。しかし、神経障害による麻痺や脚の筋力低下が進んでいるとき、あるいは、保存療法を行っても効果がなく、痛みのために生活に支障をきたしているときは、手術を考えます。

神経障害の症状は長引くと回復しにくいので、麻痺があれば早めの手術が勧められます。急性の馬尾障害、特に排泄の障害が出た場合は早急に手術が必要です。手術が発症から48時間以降になると障害の残る率が高くなるとされることから、緊急手術を行うこともあります。

手術は、背側から切開してヘルニアを摘出する「**後方椎間板切除術**」が一般的です（p112）。最近では、切開部が小さくてすむ内視鏡下手術や顕微鏡下手術なども行われています。

切開しない手術法として、椎間板に管を挿入して髄核を抜き取る「経皮的髄核摘出術」や、レーザー治療もありますが、適応は限られます。

こんなときは手術を検討

排尿・排便の異常が起こった	緊急に手術
麻痺や筋力低下が起こった	早めに手術
●保存療法を３か月行っても症状が改善しない ●腰痛や坐骨神経痛のために生活の支障が大きい	本人の希望があれば手術を検討

ここが聞きたい

Q 手術よりもレーザー治療のほうが危険は少ない？

A 椎間板ヘルニアのレーザー治療は、皮膚から椎間板に針を刺し、その先端からレーザーを照射して髄核を蒸散させます。

皮膚を切開しないため、低侵《ていしん》襲《しゅう》と思われがちですが、レーザー治療にも手術とは別のリスクがあります。レーザーによる熱のために椎間板や椎骨、神経などを傷めるおそれがあり、なかにはそのために手術に至った例なども出ています。

椎間板ヘルニアに対しては標準的な治療といえません。一時は先進医療として認められた医療機関もありましたが、現在は全額自費負担の自由診療でのみ行われています。

ここが聞きたい

椎間板ヘルニアは手術しなくても治る？

Q 自然消失を期待して待つかどうかの判断は？

A 何%の確率で消えるかについては、さまざまな報告があり、はっきりしたデータはまだ出ていませんが、飛び出した髄核が自然に消失するケースがかなりあるのは確かです。

日常生活によほどの支障があり、動けないあいだ仕事を休めない人でない限り、消失を待ってみるべきでしょう。手術は早く復帰するための手段です。

もちろん、患者さんがこれらを理解したうえで手術を希望するなら、早期の手術も行われます。

Q 自然に消えやすいのはどんなヘルニア？

A ヘルニアのタイプとしては、脱出型や分離型で、発症時の痛みが激しいような人のほうが、むしろ消失する可能性が高いといわれています。

また、炎症部分に吸収される造影剤を使ってMRI検査を行うと、リング状に造影されるものは、消える率が高いと判断されます。

自然消失する場合は、多くが3～6か月以内に縮小が見られます。そのため、まず3か月は経過観察が行われるのです。

Q すぐに手術しなければならないヘルニアとは？

A 一般にはヘルニアの大きさと治りにくさは別の問題ですが、極端に大きいものが椎骨の真後ろに飛び出した「正中巨大ヘルニア」などでは、ヘルニアが神経を強く圧迫して、急激な馬尾障害が起こることがあります。症状としては、尿が出にくい、失禁するなどの排泄障害や、会陰《えいん》部の感覚の異常などが現れます。

腰部《ようぶ》脊柱管狭窄症《せきちゅうかんきょうさくしょう》でも馬尾障害が起こりますが、その場合は何年もかかって徐々に圧迫が進むため、神経もある程度は順応できます。しかし、椎間板ヘルニアでは急激に圧迫されるため、早く取り除かないと障害が残ってしまいやすく、手術を急ぐ必要があります。

重度な筋力低下が進行している場合も、早めに手術をしないと、やはり症状が残りやすくなります。

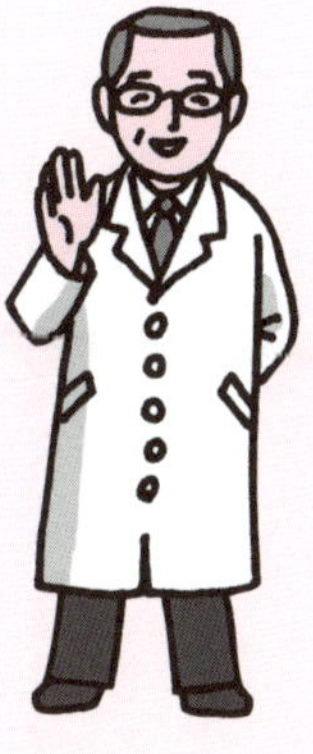

変形性脊椎症（変形性腰椎症）

● 高齢者に多くみられる慢性腰痛の原因

背骨の老化は椎間板から始まる

高齢になると腰痛に悩まされる人が増えてきますが、その代表的な原因が「変形性脊椎症《せきついしょう》」です。「変形性腰椎《ようつい》症」と呼ばれることもあります。加齢に伴って腰部の椎間板《ついかんばん》や椎骨《ついこつ》に変化が起こり、慢性的な腰痛を起こします。いわば背骨の老化による腰痛です。

背骨の老化は椎間板から始まります。椎間板は体のなかでも最も早くから老化が進むところのひとつで、20〜30歳代から変性がみられます。皮膚と同じで、水分が失われて弾力が低下し、徐々につぶれてくるのです。

椎間板が薄くなると、椎骨にかかる負担が大きくなり、椎間関節《ついかんかんせつ》がすり減ったり、靭帯《じんたい》がついている椎体《ついたい》の角に慢性的に負荷がかかって「骨《こつ》棘《きょく》」と呼ばれるトゲのような出っ張りができたりします。これが神経を刺激して、腰痛を引き起こします。

変形性脊椎症の腰痛は、**朝起きるときや動き始めに強く痛む**のが特徴で、動いているうちに痛みが軽くなっていきます。痛みのために**可動域**

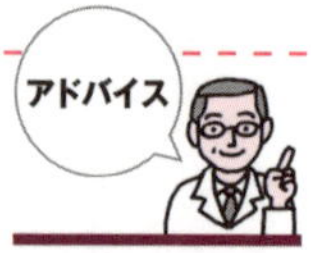

背骨の老化はあっても痛みを出さない工夫

椎間板や椎骨の加齢変化は誰にでも起こります。背骨に変形が生じてきても、腰痛を起こさなければ治療を要するものではありません。日常生活で痛みを出さない工夫も大切です。

体をそらせる動作を避ける、前かがみの作業を長く続けない、腰を冷やさないなどに注意し、背中が曲がってきた人は歩くときに杖《つえ》を使うとよいでしょう。

加齢による背骨の変化とは

加齢とともに椎間板の弾力性が低下すると、力が加わることでつぶれたり、変形してくる。椎間板がつぶれて薄くなると、椎骨に負荷がかかって、骨棘ができたり、変形してくる。骨や関節の変形が進むと、椎骨の並びを維持できなくなって「変性すべり症」が起こることもある。こうして神経が通る脊柱管も変形し、脊柱管狭窄症も起こりやすくなる。

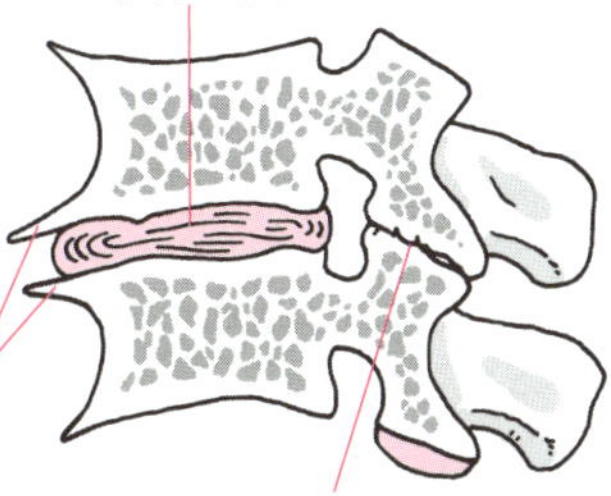
椎間板がつぶれて薄くなり、椎体と椎体の間が狭くなる
腹側
背側
椎体のへりに骨棘ができる
椎間関節がこすれて摩耗する

が制限されたり、背骨の変形に伴って姿勢が悪くなることもあります。

骨が変形していても治療は痛みを抑える対症療法

高齢者の腰椎のエックス線検査をすれば多くの人で骨棘が見られますが、骨が変形すれば腰痛が起こるというものではありません。治療は基本的に、**起こっている腰痛を改善するための対症療法**です。

ただ、骨棘ができた場所によっては脊柱管《せきちゅうかん》が狭くなって「腰部脊柱管《ようぶせきちゅうかん》狭窄症《きょうさくしょう》」を招いたり、椎間板や椎間関節がゆるんで「変性すべり症」が、あるいは背骨の変形が進んで「変性側弯症《そくわんしょう》・後弯症《こうわんしょう》」が起きてくることもあります。その場合は、その病気に応じた治療が必要になります。

ここが聞きたい

Q 背骨が変形して〝腰曲がり〟になったら、手術では治せない？

A 椎間板の変性を基盤として起きてくる変形性脊椎症から、高齢者の腰曲がり現象が起こることがあります。「変性後弯症」です（p60）。曲がりが強くなって5分～10分立っているのも苦しくなると、薬で改善するのは難しく、希望があれば手術で曲がりを治すこともあります。

ただこのような〝腰曲がり〟はいきなり起こるわけではありません。背骨の変形を進ませないためには、背すじを伸ばす体操や、背骨を支える筋肉を強化する体操をするなど、早いうちから予防に努めましょう。

腰椎変性すべり症

中高年の女性に多く、脊柱管狭窄症を起こしやすい

背骨がずれて神経を刺激し、腰痛や坐骨神経痛を起こす

「すべり症」とは、縦に積み重なっている脊椎《せきつい》の椎体《ついたい》部分の並びが前後にずれた状態をいいます。「腰椎《ようつい》変性すべり症」は椎間板《ついかんばん》や椎間関節《ついかんかんせつ》の加齢変化（変性）によって腰椎が不安定になり、すべりが起こるもので、中高年の女性に多くみられます。

第4腰椎が前方にずれることが多く、神経を刺激したり圧迫したりして、腰痛や坐骨神経痛《ざこつしんけいつう》の原因になります。**腰痛は、鈍く重い痛みで、特に体を後ろにそらすと強くなります。**

脊柱管《せきちゅうかん》は椎体と後方の椎弓《ついきゅう》の間の孔（椎孔）が縦に連なってできるトンネルなので、すべりが進むと脊柱管もゆがみます。「腰部《ようぶ》脊柱管狭窄《せきちゅうかんきょうさく》症《しょう》」は、しばしばこの変性すべり症から起こります。脚の痛みやしびれで長く歩けなくなる「間欠跛行《かんけつはこう》」が現れたら、脊柱管狭窄症を考える必要があります。

保存療法で効果がなければ手術を考える

すべり症かどうかはエックス線検

ここが聞きたい

Q 以前は変性すべり症といわれ、今度は脊柱管狭窄症。診断はどう違うの？

A 腰痛や坐骨神経痛だけなら「変性すべり症」と診断して治療していても、進行して間欠跛行が現れたら「脊柱管狭窄症」といわれることが多いでしょう。広義の脊柱管狭窄症には変性すべり症も含まれます。

ただし、脊柱管の狭窄があっても、「変性すべり症」と伝えられることもあります。「変性すべり症」といわれたから脊柱管狭窄症でないとは限りません。

査でわかります。治療は保存療法が基本です。痛み止めの**消炎鎮痛薬**のほか、間欠跛行があれば血管を拡張する**プロスタグランジンE_1製剤**なども用いられます。痛みが強いときには**コルセット**をつけて腰の動きを制限することもあります。**温熱療法**で末梢の血行をよくすると、痛みが軽くなることもあります。強い痛みに対しては**ブロック療法**も行われます。

こうした保存療法を行っても症状が改善せず、生活への支障が大きい場合には手術を検討します。特に変性すべり症では馬尾《ばび》障害が起こりやすく、筋力低下や排尿の異常などが現れている場合は、手術が必要なことが多くなります。

手術では、症状を取り除くために、神経を圧迫している部分の骨を切除して「除圧」を行い、すべりを治すには、あわせて、ずれた椎骨《ついこつ》を元の位置に戻して「固定」します。

変性すべり症の場合、腰痛だけであれば保存療法でよくなることが多いのですが、脊柱管が狭窄して間欠跛行が現れたら、腰部脊柱管狭窄症としての対応が必要です（p62）。

腰椎のすべりとは

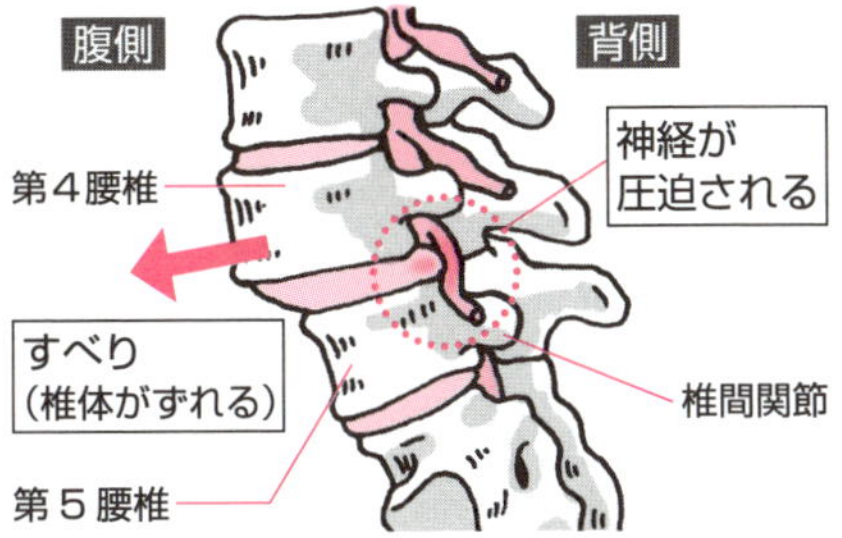

多くは椎体が前方にずれる。変性すべりは第４腰椎に起こることが多い。

知っておきたい

若い人に多い腰椎分離すべり症

椎骨《ついこつ》の前と後ろをつなぐ部分（関節突起間部）が離れた「脊椎分離症」は、ほとんどが少年期にスポーツなどで負荷がかかり続けたための疲労骨折によると考えられています。それが原因ですべりが起きたのが「分離すべり症」で、多くは青壮年期に入ってから発症します。

腰椎分離すべり症は第5腰椎に多く起こり、症状は主に腰まわりの鈍痛で、立ち続けたり重労働をすると強くなります。すべりがあっても、変性すべり症のように脊柱管狭窄症を起こすことは多くありません。

腰椎変性側弯症・後弯症

背骨が曲がって腰や脚に強い痛みが起こる

曲がりがきつくなると神経が障害されやすい

背骨は、前後から見ればまっすぐで、横から見ればゆるやかなS字状にカーブしています。それが背骨の加齢変化などによって左右に曲がるのが変性側弯症《そくわんしょう》、後ろに曲がるのが変性後弯症《こうわんしょう》です。中高年になって発症し、高齢になると増えます。

●側弯症では両側に症状が現れる

背骨が左右に10度以上弯曲《わんきょく》している場合に「側弯症」と診断されます。胸椎《きょうつい》に側弯があっても症状が出ない人が多いのですが、腰椎《ようつい》に起こると、しばしば腰痛や坐骨神経痛《ざこつしんけいつう》の原因になります。腰椎の曲がりがきついほど、症状も強くなりがちです。

変性側弯症では、背骨の中を貫いている脊柱管《せきちゅうかん》も曲がって、脊柱管狭《きょう》窄《さく》も起こりやすくなります。脊柱管から出ていく神経も圧迫されたり、引っ張られたりして、脊柱管の外側でも神経障害を起こし、**体の左右どちら側にも症状**が現れます。

●後弯症では〝腰曲がり〟に

後弯症は、高齢者のいわゆる「腰曲がり」で、前かがみの姿勢になり

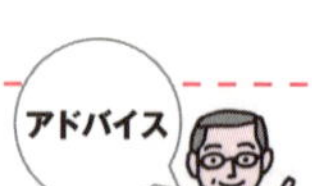

曲がっているから治すのではなく、困っているなら治す

変性側弯症・後弯症では、背骨が曲がっていても、元気に暮らしている人はたくさんいます。背骨が曲がっているから治すというものではありません。

治療を行うかどうかは、エックス線検査での弯曲異常の程度ではなく、症状によって患者さんの生活にどれだけ支障があるか、困っているかで判断します。自分の生活や希望を医師に伝えて、よく相談してください。

ます。背中の筋肉が引っ張られ続けるため、**立っていると腰が重く痛く**なっていき、**歩いているとだんだん腰が曲がってきます**。ひどくなると5分も立っていられなくなります。

側弯による神経障害

椎体《ついたい》が側方にずれて、背骨が左右に弯曲すると、脊髄《せきずい》から分かれて背骨から出ていく神経が圧迫されたり引っ張られたりして、体の左右に症状が現れる。

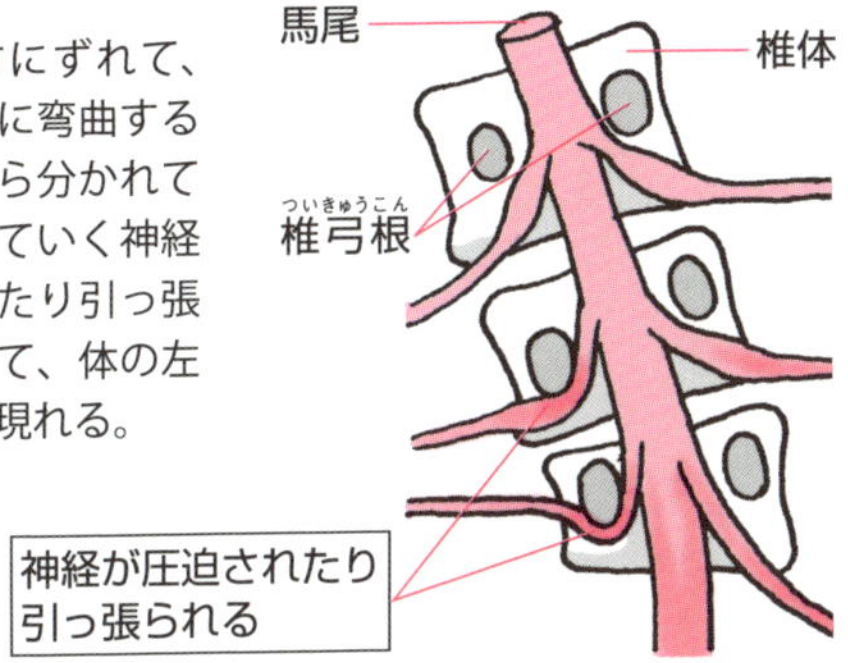

治療は、困っている症状を軽くするために行われる

エックス線検査で背骨の弯曲異常が見つかっても、変性側弯症・後弯症の場合、症状がなければ治療は必要ありません。治療は、困っている症状の軽減を目的に行われます。痛みを抑える**薬物療法**などのほか、肥満のある人は**体重を減らし**たり、背骨を支える筋肉を鍛える**体操**などが有効です（脊柱管狭窄症が起きたらp62）。

痛みが強くて我慢できなかったり、馬尾《ばび》・神経根《しんけいこん》障害が現れた場合には、**手術**で症状の軽減をはかることもあります。ただし、弯曲異常の矯正には、金具を入れていくつもの椎骨《ついこつ》を固定する大きな手術が多くなります。

ここが聞きたい

Q コルセットを使ったら、側弯の改善や進行予防はできますか?

A 成長期に見つかる「特発性側弯症」では、コルセットを使って弯曲の進行を抑えます。中高年の変性側弯症のなかにも、ときに70～80歳代になって急速に側弯が進む人がいて、そういう場合にはコルセットを用いることもあります。ただ、一般の変性側弯症は、コルセットで予防ができるというものではありません。

また、変性側弯症のなかには悪い姿勢が原因で起きているものもあります。この場合は、自分で意識して姿勢を正すようにすることで、側弯も徐々に改善していきます。

腰部脊柱管狭窄症

中高年の坐骨神経痛の原因として知られるようになってきた

椎間板や骨の老化で脊柱管が狭くなる

「腰部《ようぶ》脊柱管《せきちゅうかん》狭窄症《きょうさくしょう》」は、坐《ざ》骨《こつ》神経《しんけい》痛《つう》を起こす原因として、近年、広く知られるようになりました。腰椎《ようつい》椎《つい》間板《かんばん》ヘルニアが比較的若い人に多いのに対し、中高年に多くみられます。

背骨の中心を貫く神経の通り道である「脊柱管」が狭くなり、神経が圧迫された状態を「脊柱管狭窄」といいます。頸部《けいぶ》や胸部にも起こりますが、腰痛や坐骨神経痛の原因となるのが、腰の部分の脊柱管が狭くなって起こる腰部脊柱管狭窄症です。

生まれつき脊柱管が狭いという素因も関係しますが、最大の原因は老化に伴う背骨の変化です（左ページの図）。変形性脊椎症《せきついしょう》や変性すべり症など、腰椎に変形や変性が起こる病気などが加わって生じてきます。

脊柱管狭窄症には、どこで神経が圧迫されるかにより、①**神経根《しんけいこん》型**（背骨から出る神経の根元が圧迫される）、②**馬尾《ばび》型**（脊柱管を通る多数の神経の束である「馬尾」が圧迫される）、③**混合型**（神経根型と馬尾型が合併したもの）の3つのタイ

知っておきたい

気づきにくい腰部脊柱管狭窄症の症状も

腰部脊柱管狭窄症は高齢者に多く起こります。長く歩けなくなったのは年のせいかと思っている人もいるかもしれませんが、脊柱管狭窄症の間欠跛行なら、その原因は腰椎にあるのです。

こむら返り、足の裏のしびれ、排尿の異常なども、腰と関係があるとは気づきにくいのですが、脊柱管狭窄症で起こることがある症状です。

プに分けられます。神経根型では多くが片側に症状が現れ、馬尾型では下半身の広い範囲に現れます。

痛みやしびれで歩けなくなる「間欠跛行」が特徴的

腰部脊柱管狭窄症を特徴づける症状が「間欠《かんけつ》跛行《はこう》」です。間欠跛行とは、**しばらく歩くと脚に痛みやしびれ、脱力などが生じて歩けなくなるが、少し休むとまた歩けるようになる**というものです。

神経根型では、片側の腰から脚にかけて坐骨神経痛が出るのが典型的です。馬尾型では、基本的に症状は両側に現れ、痛みというより、ふくらはぎが張ってきて足が前に出なくなるのが典型的です。いずれも、いすに座ったりしゃがんだりして休む

脊柱管狭窄症とは

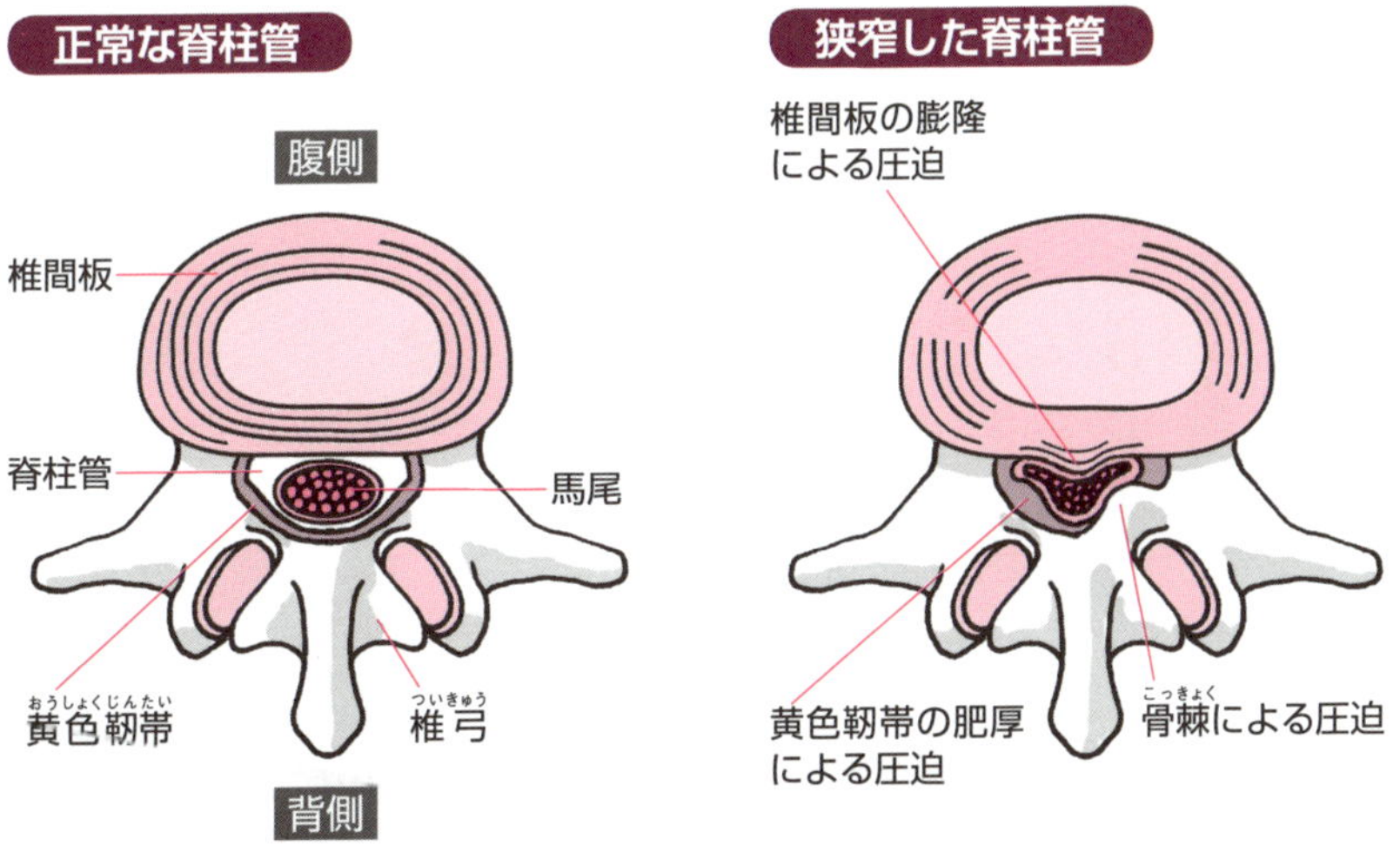

脊柱管は、椎骨の前方（腹側）の椎体《ついたい》と後方（背側）の椎弓とに囲まれた孔（椎《つい》孔《こう》）が連なってできた骨のチューブ。その中を脊髄《せきずい》が通り、腰椎部では脊髄の末端から出ている神経の束「馬尾」が通っている。脊柱管内では硬膜《こうまく》の中におさまって、さらに脂肪層などに覆われて守られている。

背骨の老化などで、椎間板がつぶれて出っ張ってきたり(膨隆)、変形性脊椎症で椎骨《ついこつ》にトゲのような出っ張りができたり（骨棘）、靭帯が厚くなったりすると、脊柱管が狭まって、そこを通る神経が圧迫されるようになる。椎骨の並びがずれる「すべり症」や靭帯が硬く厚くなる「靭帯骨化《こっか》症」が原因になることもある。

と、楽になって再び歩けるようになりますが、またこの繰り返しです。

間欠跛行は脚の動脈硬化による「末梢動脈疾患（閉塞《へいそく》性動脈硬化症）」などでも起こりますが、脊柱管狭窄症の場合、**しゃがむか座って休まないと再び歩けない**のが特徴です。これは、前かがみの姿勢をとることで脊柱管が広がるためです。

そのほかの症状で患者さんの訴えが多いのが、**腰痛**やさまざまな**脚の痛み**です。**こむら返り**が起こるという人もよくいます。

馬尾が障害されると、お尻から両脚にかけてのしびれや、冷感、灼《しゃく》熱感など、さまざまな**知覚異常**が起こります。足の裏がしびれるという人もいます。脚に力が入らない、スリッパが脱げる、つまずくなど、**脚の脱力**（筋力の低下）もみられます。

さらに、馬尾は膀胱《ぼうこう》や直腸の働きにも関係しているため**排尿・排便の異常**が起きたり（p66下段）、男性では異常な勃起《ぼっき》が起きたりすること

間欠跛行とは

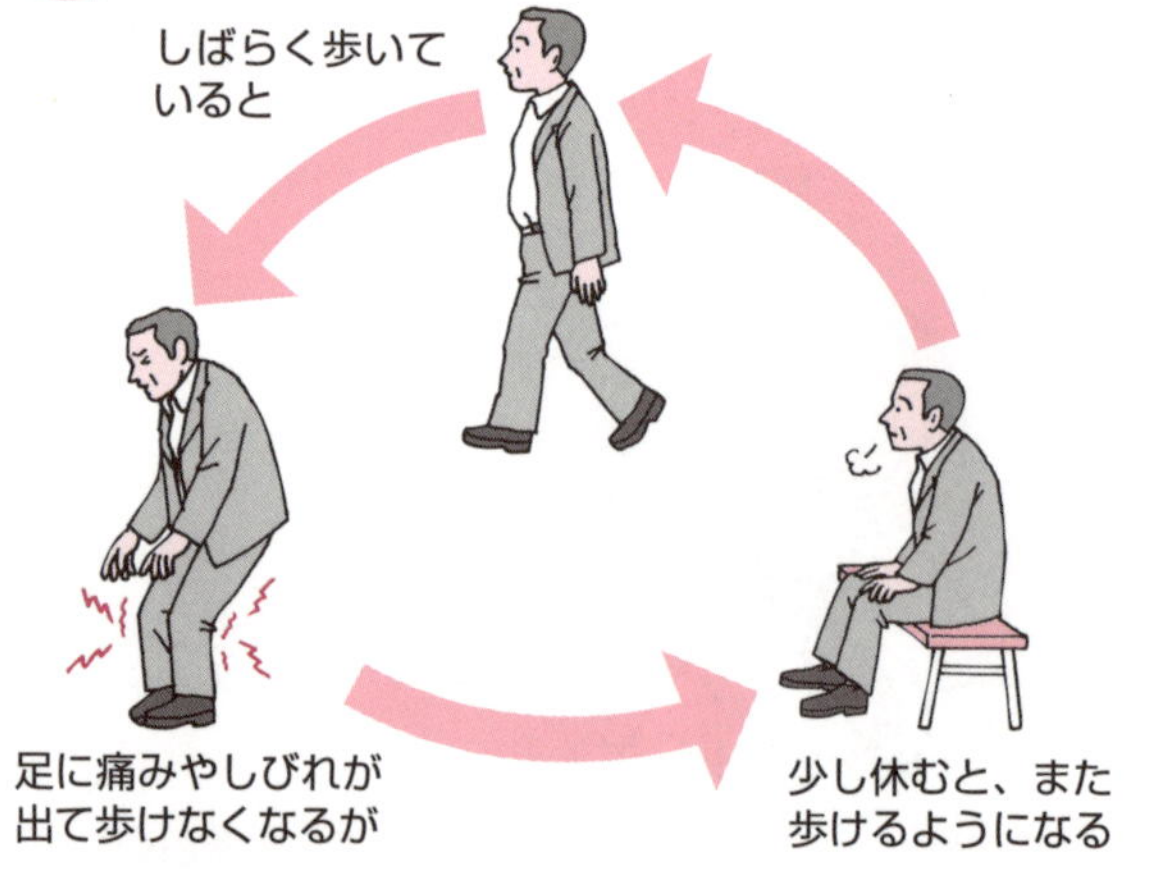
しばらく歩いていると
足に痛みやしびれが出て歩けなくなるが
少し休むと、また歩けるようになる

●脊柱管狭窄症と末梢動脈疾患の症状の違い

	脊柱管狭窄症	末梢動脈疾患
痛みが現れるまでの距離	ほぼ一定の距離を歩くと現れる	日によって現れる距離が違う
姿勢と症状の回復	前かがみで休むとおさまる	立ったままでも休めばおさまる
坂道などの上り下り	下りるほうがつらい	上るほうがつらい
自転車に乗ると	症状が出にくい	痛みが出てつらい

もあります。

症状はいずれも腰や背を後ろにそらせると強くなり、前かがみになると軽くなります。

診断では、前屈で症状が楽になるかがポイント

腰痛や坐骨神経痛は椎間板ヘルニアなどでも起こり、間欠跛行の主な原因となる脊柱管狭窄症と末梢動脈疾患は起こりやすい年代が重なっています。エックス線検査やMRI検査を行えば、脊柱管の狭窄はわかりますが、狭窄があれば症状が出るとは限りません。症状が本当に脊柱管狭窄症によって起きているのかの見極めが必要になります。

そのためには、問診で症状やその現れ方を詳しく聞いたり、診察で得る身体所見が重要です。**前かがみの姿勢をとると症状が軽くなるかどう**かが、ひとつのポイントになります。

排尿障害など、馬尾障害で起こる症

腰部脊柱管狭窄診断サポートツール（日本脊椎脊髄病学会）

当てはまる項目をチェックし、チェックした（　）内の数字の合計点を求める。ただし、アンダーラインの項目の数字はマイナスなので注意。

病歴	年齢	□ 60歳以上（0）	
		□ 60～70歳（1）	
		□ 71歳以上（2）	
	糖尿病の既往	□ あり（0）	□ なし（1）
問診	間欠跛行	□ あり（3）	□なし（0）
	立位で下肢症状悪化	□ あり（2）	□ なし（0）
	前屈で下肢症状が軽快	□ あり（3）	□ なし（0）
身体所見	前屈による下肢症状出現	□ <u>あり（－1）</u>	□ なし（0）
	後屈による下肢症状出現	□ あり（1）	□ なし（0）
	下肢・上肢血圧比：0.9	□ 以上（3）	□ 未満（0）
	アキレス腱《けん》反射：低下・消失	□ あり（1）	□ 正常（0）
	下肢伸展挙上テスト	□ <u>陽性（－2）</u>	□ 陰性（0）

合計点　　　点

合計点が7点以上の場合は、腰部脊柱管狭窄である可能性が高いといえる

状は、腰痛や坐骨神経痛と関係なさそうに思えるかもしれませんが、診断上たいへん重要な情報です。

　日本脊椎脊髄病学会では、腰部脊柱管狭窄を見つけるために前ページのような診断の目安を示しています。

まずは保存療法で症状の緩和をはかる

　脊柱管狭窄症の主な原因は老化ですから、残念ながら、根本的に治すということはできません。しかし、治療によってつらい症状をやわらげたり、日常生活の不便を減らすことはできます。

　脊柱管狭窄症の治療では、まず薬物療法などの保存療法が行われます。特に、神経根型の場合は、多くが保存療法でよくなります。

●薬物療法

　痛み止めとしては**消炎鎮痛薬**（非ステロイド性抗炎症薬）が広く使われています。非ステロイド性抗炎症薬で抑えられないような強い痛みには、最近、**オピオイド**（麻薬性鎮痛薬）も使えるようになりました。

　腰部脊柱管狭窄症の薬物療法の中心となるのは、血管拡張薬の**プロスタグランジンE_1製剤**です。脚の痛みやしびれ、歩行能力の改善を目的に使われます。特に馬尾型の間欠跛行に効果が認められています。

　また、２０１０年からはプレガバリンという**神経性疼痛《とうつう》緩和薬**が、坐骨神経痛のある人によく用いられるようになっています。

　そのほか、腰痛の改善を目的に、筋肉のこりをやわらげる**筋緊張弛緩**

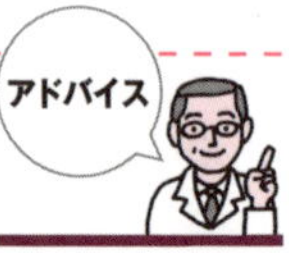

放っておいてはいけない馬尾障害の症状

馬尾障害の症状は多岐にわたり、下半身の広い範囲に現れます。腰痛や坐骨神経痛と関係があるとは気づきにくいでしょうが、放っておくと回復が難しくなるので、注意が必要です。

- ●頻尿
- ●尿が出にくい
- ●尿が残っている感じがする（残尿感）
- ●歩くと尿意を催す
- ●男性では異常な勃起《ぼっき》（歩くと勃起が起こるなど）
- ●会陰《えいん》部のほてり、異常感覚（ムズムズ、チクチクするなど）
- ●失禁する
- ●尿が出きらない（残尿）、尿が出ない（尿閉）

薬を使ったり、脚のしびれに**ビタミンB12製剤**を使うこともあります。

●装具療法、理学療法

腰痛に使われる一般的な軟性**コルセット**のほか、腰部脊柱管狭窄症では、そり返り（腰椎の過度な前弯《ぜんわん》）を防ぐように支えるタイプ（左上の図）が用いられます。

そのほか、**温熱療法**を行ったり、ストレッチ体操や背筋と腹筋の強化をはかる**運動療法**などが行われます。

●ブロック療法

薬物療法を行っても強い痛みが続いていたり、痛みがひどくて歩けないようなときは、ブロック療法が有効です。神経の痛む部分に局所麻酔薬を注入し、神経を麻痺《まひ》させて痛みの伝達を遮断します。外来で行えて、効果はすぐに現れます。

ブロック療法にはいろいろな方法がありますが、腰部脊柱管狭窄症に対しては、障害されている神経根の周囲に薬を注入する**硬膜外ブロック**と、直接神経根に注射する**神経根ブロック**が行われます（p98）。一時的

腰椎コルセット

腰部脊柱管狭窄症の人は、そり返る姿勢になると痛みが出るため、右のような三点支持で腰椎の過度の前弯を防ぐ「ウィリアムズ型装具」が用いられる。特に神経根型の間欠跛行のある人に有効。

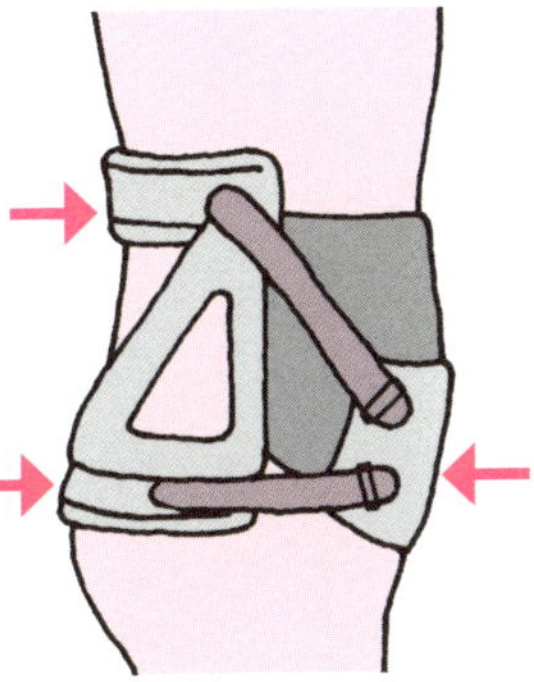

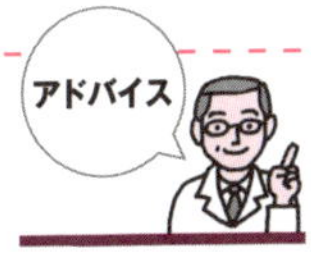

日常生活では前かがみの姿勢をうまく取り入れる

腰部脊柱管狭窄症の症状は、腰を後ろにそらすと強くなり、前かがみになると軽くなります。これは、姿勢によって脊柱管の広さが変わるためです。

日常生活では、杖《つえ》やカートを使うなど、前かがみの姿勢をうまく取り入れると、長い距離を歩きやすくなります。移動に自転車を活用するのもよいでしょう。安静にしすぎると、ますます筋力が低下してしまいます。症状を出さない工夫をしながら、体を動かすようにしてください。

肥満でおなかが突き出ていると腰椎の前弯が増強されるので、そういう人は減量すると症状が軽くなることもあります。

に痛みが消えるだけでなく、数回行うと症状がおさまる人もいます。

馬尾障害の症状があれば 手術を検討する

腰部脊柱管狭窄症は、直接生命をおびやかす病気ではありません。したがって、ほとんどの場合、治療は保存療法が基本になります。手術を考えるのは、保存療法を行っても症状がおさまらず、仕事や日常生活に支障をきたしている場合です。高齢者では、足の筋力の低下から歩けなくなったり、排尿・排便に困難が生じている場合もそうです。

神経根の障害による痛みなどの症状の緩和は、薬やブロック療法でかなりの効果が得られます。しかし、馬尾障害で排尿・排便の障害が出ると、保存療法だけで改善するのは困難です。しかも馬尾障害が長引くと、手術をしても症状が残ることが多くなります。保存療法で排尿・排便のコントロールができなくなったら、早期の手術が勧められます。

腰部脊柱管狭窄症の手術には、神経への圧迫を取り除く**除圧術**（p114）が基本です。腰椎すべり症などがある場合は、すべっている椎間《ついかん》を固定する**固定術**（p118）を加えることもあります。

手術を検討するケース

- 脚の痛みや間欠跛行などの症状が強く、日常の動作が困難、仕事ができなくなった
- 筋力が低下して歩けなくなった
- 保存療法で排尿・排便のコントロールができなくなった（早期の手術が望ましい）

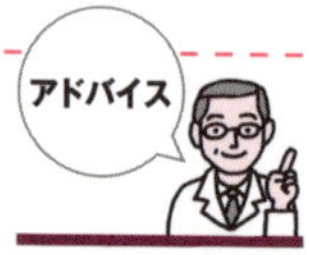

手術の必要性は患者さんの考え方次第

間欠跛行があっても、高齢者の場合、ゆっくりとでも自分の足で歩けるなら、手術はしたくないという人もいるでしょう。200mしか歩けなくても、休めば歩けるので、日常の用は足りると考える人もいます。そういう人はそれでかまいません。

一方で、どうしてもゴルフで1ラウンド回れるようになりたいからと手術を希望する人もいます。それが生きがいなら、手術を先延ばしにする必要はないでしょう。

重い排尿障害などが出れば医師も手術を勧めますが、そうでなければ、手術の必要性は患者さん次第です。

ここが聞きたい

腰部脊柱管狭窄症の手術の必要性は？

Q 間欠跛行が出て、そのうち外出できなくなるのではと不安です。手術を考えるタイミングは？

A 間欠跛行が現れたから、すぐに手術が必要というものではありませんが、客観的に状態を把握するためには、どのくらい歩けたかを手帳などに記録しておくとよいでしょう。距離でも時間でもかまいませんから、同じ目安で記録しておくと、保存療法の効果や進行の状況を踏まえた相談がしやすくなります。

あわせて、それが自分の生活でどの程度の不自由をもたらしているかを医師に伝えて相談してください。

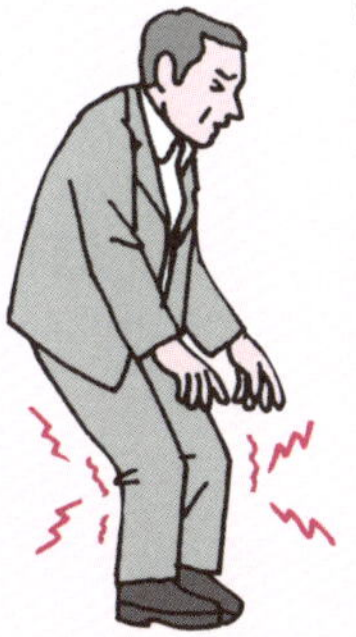

ただし、排尿の異常が出たような場合は、手術のタイミングの考え方が変わってきます。恥ずかしがらずに、必ず医師に伝えてください。

Q 馬尾障害が出たら手術をするしかない？ ブロック療法も効く？

A 馬尾障害があれば、すぐに手術をするというわけではありません。まずはプロスタグランジンE_1製剤などの薬を使って様子をみます。ブロック療法を試みることもあります。

ただ、神経根型に比べて馬尾型は一般に保存療法が効きにくく、手術になる人の多くは馬尾型です。薬やブロック療法でよくなる様子がなければ、やはり手術を考えることになります。

Q 手術をすれば、症状はとれる？

A 腰痛や坐骨神経痛などの痛みは改善されることが多く、歩ける距離も大抵は大きく延びます。歩いたり体を動かしたときに起こる症状も、かなり改善されることが多いでしょう。

一方、足の裏のしびれのような知覚異常や、感覚の鈍麻・脱力といった麻痺症状は、手術をしても完全に解消するのは難しくなります。こむら返りも残りやすい症状です。

手術によって圧迫を取り除くことはできても、それ以前に傷ついた神経を元のように修復することはできないからです。排尿の異常が現れた人などに早期の手術が勧められるのも、そのためです。

骨粗鬆症

背骨の圧迫骨折が高齢者の生活をおびやかす強い腰痛の原因になる

尻もち、くしゃみで背骨がつぶれる

骨《こつ》粗《そ》鬆《しょう》症《しょう》は、骨量が減少して骨がもろくなり、骨折が起こりやすくなる病気です。閉経後の女性に多く、加齢とともに増えて、80歳以降になると男性にも増えます。

骨は、絶えず破壊（骨吸収）と再生（骨形成）を繰り返し、新しく生まれ変わっています。そのバランスが崩れ、骨の破壊に再生が追いつかなくなると、徐々に骨量が減って、骨粗鬆症が起きてきます。

椎体の圧迫骨折

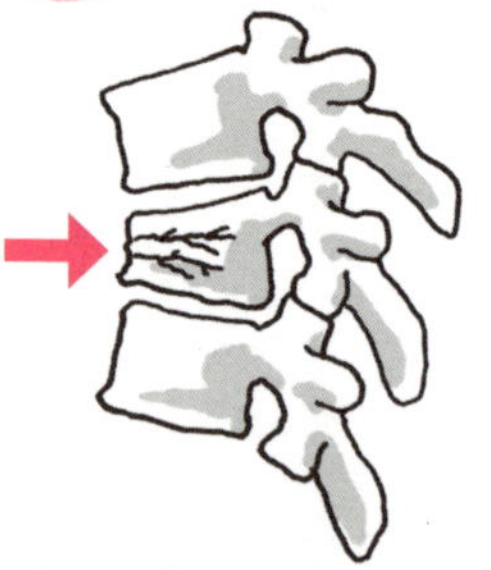

上下の椎体に押しつぶされるように骨折する。

骨粗鬆症になっただけでは自覚症状はありませんが、骨折が起こると痛みなどの症状が現れます。背骨は骨粗鬆症による骨折が起こりやすい部位のひとつで、主に椎体《ついたい》が押しつぶされるように骨折する「圧迫骨折」が起こります。

知っておきたい

骨の強度は骨密度と骨質で決まる

骨の強度は骨密度だけで決まるわけではありません。最近の研究では、骨の強度への関与は、カルシウムなどのミネラル成分による骨密度が約7割、それ以外のたんぱく質などによる骨質が約3割といわれています。

そして、骨質に悪影響を与える大きな要因が活性酸素などによる「酸化ストレス」であり、糖尿病、高血圧、脂質異常症などもその一因と考えられています。

骨粗鬆症による骨折は、転倒したり重い物を持ったりしたときに起こることもありますが、骨が弱くなった高齢者では、部屋の中でちょっと尻もちをついたり、くしゃみをしたくらいで背骨がつぶれることもあります。

背骨の場合、気づかないうちに徐々につぶれていくことも少なくありません。背骨は椎骨《ついこつ》が積み重なって構成されていますが、もろくなった骨がその重みに耐えきれずに、つぶれていってしまうのです。

高齢者では、こうした骨折によって背骨の変形が進み、**背中が丸くなったり身長が縮む**こともあります。知らないうちに骨折して、**頑固な腰痛**が続くことから骨粗鬆症が見つかるような人もいます。

背骨の変形を調べるテスト

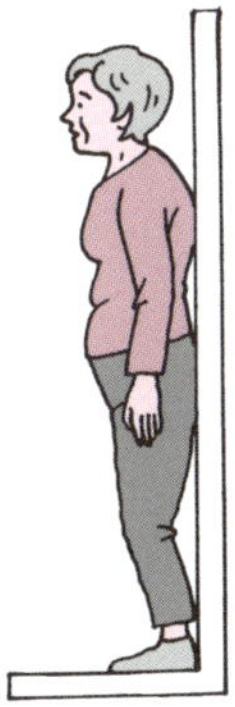

かかと、お尻、背中を壁につけて立つ。後頭部が壁につかない場合は、椎体骨折による変形が疑われる。

骨折や背骨の変形とともに骨密度を調べる

問診や診察では、ささいなことで骨折が起きていたり、慢性的な腰背部痛があり、身長が若いときより4cm縮んでいたら骨粗鬆症による椎体骨折が疑われます。脊柱《せきちゅう》の変形を調べる簡便なテストもあります(上図)。

エックス線検査を行えば、骨折や変形をはじめ、骨がスカスカになっ

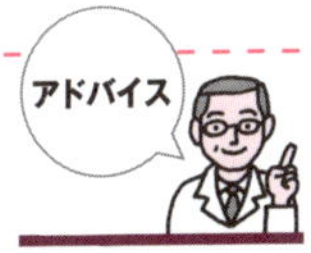

身長が4cm縮んだら寿命に影響する

骨粗鬆症による圧迫骨折は痛みが出るものばかりではありません。腰椎《ようつい》以上に胸椎《きょうつい》は、高齢になると、痛みがなくてもつぶれている人が結構います。

しかし、痛みのない骨折であっても、圧迫骨折で背骨が縮むと、内臓の働きにまで影響が及ぶことがあり、呼吸器や消化器などに、さまざまな合併症が増えます。最近の研究では、身長が3cm縮んだら要注意、4cm縮むと生命予後（寿命）にかかわるといわれています。

背中が丸くなって背が低くなるのは、年のせいでは片づけられません。

ている様子もある程度わかります。

骨粗鬆症が疑われれば、さらに**デキサ（DXA）法**などによる骨密度の検査を行います。強い力が加わったわけでもないのに背骨の椎体が折れる「脆弱《ぜいじゃく》性骨折」があったり、骨密度が若年成人平均値（YAM）の70%未満であったりすると骨粗鬆症と診断されます（左ページの表）。

ほかの病気との鑑別のために、**血液検査**や**MRI検査**などを行うこともあります。MRI検査はがんとの鑑別に有用で、骨折が新しいものか古いものかも判別できます。

骨粗鬆症の治療のために、骨代謝の状態（破壊が亢進《こうしん》しているのか、形成が低下しているのか）を、**骨代謝マーカー**で調べることもあります。主に尿検査で調べます。

急性期には薬で痛みを抑え、患部を固定して安静を保つ

尻もちをついたなどで、背骨のどこかが急激にグシャッとつぶれるような骨折は、胸椎と腰椎の移行部に最も多く起こります。治療は基本的に外傷による骨折に準じて、**急性期**には強い痛みを薬で抑えながら、患部を硬性コルセットやギプスで固定し、横になって**安静**を保ちます。

この時期に患部をしっかり固定しておかないと、さらにつぶれて変形が進みやすく、また、治癒が妨げられて「偽関節《ぎかんせつ》」になることがあります。これは、骨折によって椎体に割れ目が生じ、動くたびに口を開いたり閉じたりするようになるもので、強い痛みを起こしたり、あお向けに

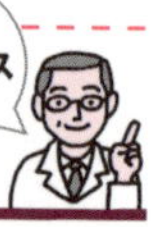

アドバイス

圧迫骨折が起きた直後は安静が大切

高齢者の安静は肺炎や認知症を増やしたり、寝たきりにつながりやすいとして、以前は骨粗鬆症による骨折でも可能な限り早期離床・早期歩行が目指されていました。

しかし近年、骨粗鬆症による圧迫骨折では、骨折が起きた直後にさらに骨がつぶれて変形が進むことがわかってきました。そのため、急性期の2～3週間ほどはベッド上で安静にして、背骨に負担をかけないようにします。

寝られなくなったりします。

痛み止めには、非ステロイド性抗炎症薬の内服薬や坐薬を用いたり、骨の破壊を抑えるカルシトニン製剤の注射をしたりします。

慢性期の治療では、非ステロイド性抗炎症薬を用いたり、温熱療法などが行われます。軟性コルセットを用いることもありますが、だらだらと使い続けると筋力が低下するので、2か月程度までにします。

骨粗鬆症の診断基準

次のいずれかの場合に骨粗鬆症と診断される。

① 椎体（背骨）または大腿骨《だいたいこつ》近《きん》位《い》部《ぶ》（太ももの付け根の骨）の脆弱性骨折がある

② その他の骨（肋骨《ろっこつ》、骨盤、腕の付け根、手首、脚の骨）の脆弱性骨折があり、骨密度がYAM（若年成人平均値）の80％未満

③ 脆弱性骨折はないが、骨密度がYAMの70％以下（または－2.5SD 以下）

骨密度はＤＸＡ法による決められた部位の骨での測定値が用いられる。骨密度がYAMの70～80％程度（－2.5SD超、－1.0SD未満）で脆弱性骨折がない場合には「骨量減少」とされる。

（「骨粗鬆症の予防と治療ガイドライン2015年版」による）

痛みがとれない、麻痺が出たときは手術を考える

椎体が大きくつぶれたり偽関節が生じたりすると、保存療法を行っても強い痛みがとれないことがあります。また、つぶれて変形した骨が神経を圧迫して、骨折後しばらくたってから麻痺《まひ》（遅発性麻痺）が生じてくることがあります。こうした場合は手術を検討します。

従来行われているのは、背骨がなるべく元の状態になるように再建する手術です。骨の位置を調整し、金

知っておきたい

骨粗鬆症になりやすい人

骨粗鬆症の主な危険因子は、閉経と加齢ですが、次のような要因のある人はリスクが高くなります。

- 小柄、やせ形
- 初経が遅い、閉経が早い
- 無月経
- 妊娠歴がない
- 卵巣を両方とも摘出
- 運動不足
- 極端なダイエット
- カルシウムの少ない食事
- ステロイド薬の長期使用
- 甲状腺機能亢進症、糖尿病、関節リウマチ、貧血などの病気

具を使ったり骨を移植したりして固定します。ただし、その後、骨粗鬆症が進むと、再建した状態を保てなくなることがあります。

最近では、つぶれた椎体に人工骨やペースト状の骨セメントを注入して変形を整復する**椎体形成術**（p120）も行われています。

骨粗鬆症の基礎治療を行い、骨折予防に努める

骨粗鬆症で骨折を起こしたら、骨折の治療とあわせて根本にある骨粗鬆症に対する治療が欠かせません。

骨粗鬆症の薬物療法は、近年、新しい治療薬が次々と登場して大きく変わってきました。現在、主に使われているのが**ビスホスホネート製剤**です。使い方が複雑な薬でしたが、週1回、月1回服用の薬や、月1回、年1回の注射薬も出てきて選択肢が増えています。そのほか、骨に対して女性ホルモンのエストロゲンのように働く**SERM**《サーム》や、**活性型ビタミンD_3製剤**などが用いられます。

また、重症の場合は、**副甲状腺ホルモン製剤**などを用いることもあります。

あわせて食事では、骨をつくるのに欠かせないカルシウムやビタミンD、マグネシウムなどの栄養素を十分にとるようにします。また、骨の形成を促し、強度を保つには、運動で骨に刺激を与える必要があります。骨が弱っているので負荷が強すぎないようにし、転倒に気をつけながら、ウォーキングなど、無理なく続けられる運動を習慣にしましょう。

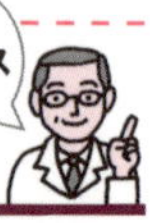

アドバイス

骨折を起こす前に骨密度検診を受けよう

治療薬の進歩で、骨粗鬆症になっても骨量の増加や骨折予防が期待できるようになりました。しかし、骨折が起きてからでは、元に戻すのは困難です。自覚症状のない骨粗鬆症を早期に見つけ、治療を始めるには、骨量の検査が有用です。

現在、日本では40～70歳の女性を対象に、5歳ごとの節目検診として骨量の測定が行われていますが、十分に活用されていません。女性は閉経に伴って骨量が低下するので、ぜひこうした機会を利用していただきたいと思います。骨量減少の段階で見つけて食事や運動に注意すれば、骨粗鬆症の予防も可能です。

ここが聞きたい

骨粗鬆症による脊椎骨折の治療選択は？

Q 骨折してから骨粗鬆症の治療をしても意味があるの？

A 骨粗鬆症で骨折を起こした人は、新たな骨折を起こすリスクが2〜4倍に高くなるとされています。骨折は連鎖するのです。すでに骨折を起こした人こそ、骨粗鬆症の治療薬をしっかり使って、再発を防ぐことが大切です。

骨粗鬆症があるだけなら生活の支障になりませんが、骨折を起こせば寝たきりのきっかけにもなりかねません。治療の最終的な目的は、そういう骨折を防ぐことです。

Q つぶれた骨が固まったら手術しないと治らない？

A 骨粗鬆症では、背骨の骨折に気づかないままに骨が固まり、慢性腰痛に悩まされていることもよくあります。

圧迫骨折があるだけでは手術は行いませんが、痛みは手術しないと改善しないというものではありません。痛み止めの薬だけでなく、円背《えんぱい》を防ぐコルセットを使ったり、理学療法を併用するなどして、痛みが軽くなる方法を探っていきます。

あわせて骨粗鬆症の治療をしっかり行ってください。

Q 骨がもろくなっていても背骨の手術はできる？

A 手術による効果は骨の状態がよいほうが期待できるのは確かですが、骨がもろくなっている骨粗鬆症の人にも、必要な場合には手術を行えます。

ただし、手術後に骨粗鬆症が進行すると、周囲の骨が弱くなって固定した金具がゆるんだりすることがあります。手術を受けたあとも、骨粗鬆症の基礎治療をしっかり行うことが大切です。

Q 切らずにできる新しい手術なら、体にやさしい？

A 椎体形成術は、切開しないで行えるという点では低侵襲《ていしんしゅう》の手術法ですが、どんな圧迫骨折にも適するわけではありません。骨が神経を圧迫しているなど、骨折の状態によっては行えないこともあります。

また、まだ新しい方法で、行っている医療機関も限られ、方法や整復に用いる材料などにも医療機関によって違いがあります。事前によく医師の説明を聞いて、十分に相談するようにしてください。

その他の骨や関節の病気

こんな病気で起こる腰痛・坐骨神経痛もある

脊椎分離症

椎骨《ついこつ》の後方の上・下関節突起の間で骨が分離した状態になるものです。下の椎骨とのつながりが椎間板《ついかんばん》だけになって不安定になります。

多くは成長期にスポーツで腰を酷使したことによる疲労骨折が原因です。中年になってから慢性腰痛をきたして発見されることもあります。

この分離が原因ですべりが起こると「**分離すべり症**」といわれ、神経《しんけい》根《こん》を圧迫して坐骨神経痛《ざこつしんけいつう》が現れることがあります。

脊柱靭帯骨化症

椎骨をつないでいる靭帯《じんたい》が骨のように硬く厚くなってしまう病気です。椎骨とともに脊柱管《せきちゅうかん》を構成している後縦《こうじゅう》靭帯や黄色《おうしょく》靭帯に骨化《こっか》が起こると、脊柱管が狭くなります。

ゆっくりと進行するため、骨化が起きても症状はなかなか現れないことが多いのですが、転倒などで衝撃が加わると、それがきっかけで神経根や馬尾《ばび》を障害し、腰痛や坐骨神経痛をはじめ、脊柱管狭窄症《せきちゅうかんきょうさくしょう》の症状が急激に現れることがあります。

知っておきたい

脊柱靭帯骨化症には難病としての支援制度がある

靭帯骨化症は背骨のどこにも起こりますが、特に頸椎《けいつい》部に多く腰椎部はまれです。頸椎や胸《きょう》椎《つい》ではときに重症の脊髄障害を起こす原因となります。

靭帯骨化症のなかでも後縦靭帯骨化症、黄色靭帯骨化症は国の特定疾患とされており、基準を満たす人では、医療費の一部が公費負担の対象となります。詳しくは医師や最寄りの保健所に問い合わせてください。

脊椎腫瘍

背骨にできる腫瘍《しゅよう》で最も多いのは、ほかの臓器の**がんの骨転移**による「転移性脊椎《せきつい》腫瘍」です。

腰椎《ようつい》にがんが転移すると、多くの場合、まず腰痛が現れます。痛みはしだいに強くなり、じっとして寝ていても痛くなります。がんの既往のある人で注意が必要なのはもちろんですが、なかには原発がんより先に骨転移が見つかる「**原発不明がん**」もあるので、がんの既往がないから起こらないとは限りません。

脊髄腫瘍（馬尾腫瘍）

脊柱管内にできた腫瘍を「脊髄《せきずい》腫瘍」といい、腰部の脊柱管を通る馬尾の腫瘍（馬尾腫瘍）も含まれます。腫瘍が大きくなって神経根を圧迫すると、椎間板ヘルニアのような坐骨神経痛が現れます。

多くは良性腫瘍ですが、骨に囲まれた脊柱管内で大きくなると、足の麻痺《まひ》や排尿障害などを起こすので、手術で摘出します。

感染性脊椎炎

細菌感染などが原因で起こるもので、抵抗力が落ちるとかかりやすくなります。おできを起こすような細菌が背骨に感染して起こるのが「**化《か》膿《のう》性脊椎炎**」で、多くは高熱とともに激しい腰背部痛が現れます。

「**結核性脊椎炎**」は、かつて結核菌に感染した人が高齢になって発症することが多く、腰部に起こると、微熱とともに鈍い腰背部痛が現れます。

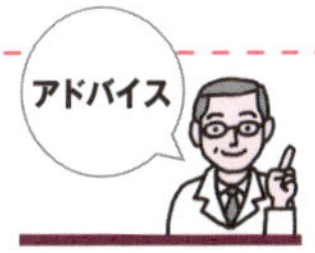

痛みがしだいに強くなる、発熱を伴うときは原因の確認が必要

背骨の老化に伴って起こる一般的な腰痛は、動くと痛くても楽になる姿勢があります。ぎっくり腰のような激しい痛みも、数日すれば軽くなり始めるものです。

どんな姿勢をとっても軽くならない腰痛が、だんだん強くなるといった場合は、がんなどの病気も考えられます。発熱を伴う腰痛は、感染症も疑う必要があります。

このような腰痛は、早めに受診して原因を確認してください。

腰や脚の痛みが現れる臓器や血管の病気

急激な腰痛の原因には一刻を争う病気もある

腰痛や坐骨神経痛《ざこつしんけいつう》の原因は、腰椎《ようつい》にあるとは限りません。腰痛が起こる病気には左下の表のようにさまざまあり、なかには命にかかわる病気、急を要する病気もあります。

たとえば「腹部大動脈瘤《りゅう》」の破裂や、「急性大動脈解離《かいり》」が起こると、突然、経験したことのないような激烈な痛みに襲われます。患者さんの訴えで多いのが腰痛・背部痛ですが、救命には一刻を争います。

胃・十二指腸潰瘍《かいよう》で穿孔《せんこう》が起きたり、急性膵炎《すいえん》が起きても、急激な腰背部痛が現れます。これも一刻も早い治療が必要です。

腰椎の病気に似た脚の症状が現れる病気も

腰部脊柱管狭窄症《ようぶせきちゅうかんきょうさくしょう》の診断で鑑別が重要になる「末梢動脈疾患（閉塞《へいそく》性動脈硬化症）」は、動脈硬化によって脚の動脈の内腔《ないくう》が狭くなったり塞がったりして血流が障害される病気です。

症状は脚のしびれや冷えに始まって、間欠跛行《かんけつはこう》や痛みなどが現れます。さらに進行すると、脚に潰瘍ができたり、壊疽《えそ》が起こったりします。血栓《けっせん》が詰まって急に血流が途絶えると、脚の切断に至ることも多くなります。有効な治療法がある早期のうちに治療を始めることが大切です。

そのほか、手足の動脈に慢性の炎症が起こる「バージャー病」で脚のしびれや間欠跛行などの症状が起こったり、手足の神経に炎症が起こる「多発性神経炎」で痛みやしびれ、筋力低下などが起こることもあります。

腰痛が現れる主な病気

子宮・卵巣の病気

- 子宮内膜症
- 子宮筋腫
- 子宮後屈
- 子宮がん
- 卵巣腫瘍、卵巣がん
- 卵巣炎　など

泌尿器の病気

- 腎・尿路結石
- 腎盂腎炎《じんうじんえん》
- 遊走腎
- 腎がん
- 膀胱《ぼうこう》がん
- 前立腺がん　など

消化器の病気

- 慢性胃炎
- 胃・十二指腸潰瘍
- 便秘
- 大腸炎
- 大腸がん
- 慢性膵炎、急性膵炎
- 膵臓がん
- 胆石症、胆のう炎　など

循環器の病気

- 腹部大動脈瘤破裂
- 急性大動脈解離
- 末梢動脈疾患　など

その他

- かぜ
- 帯状疱疹《たいじょうほうしん》　など

第4章

痛みを軽くする保存療法

手術によらずに痛みを緩和する治療法を「保存療法」といいます。腰痛・坐骨神経痛の治療では、薬物療法をはじめ、温熱療法や牽引などの物理療法、運動療法、装具療法（コルセット）、ブロック療法などが行われます。

安静

急性の痛みがあるときは、いちばん楽な姿勢で寝る

必要以上の安静はかえって症状を長引かせる

腰椎《ようつい》の加齢変化に伴うような腰痛・坐骨神経痛《ざこつしんけいつう》は、普通、体を動かしたときに痛みが強くなる「運動時痛」です。そのため、痛みが強いときには、安静にすることで痛みが軽くなります。

椎間板《ついかんばん》ヘルニアや骨粗鬆症《こつそしょうしょう》による脊椎《せきつい》圧迫骨折の急性期など、実際に**組織が傷んでいるときは、その修復をはかるために、患部の安静を保つ**ことが重要な治療となります。ただし、いつまでも安静にしたほうがよいというものでもありません。

特に、痛みはあっても骨や神経などに原因となる異常がない、ぎっくり腰の場合など、痛み止めの薬やコルセットを使いながらでも、体を動かしたほうが早く回復します。必要以上の安静はかえって症状を長引かせることにもなりかねません。

痛みの出方に応じて無理をかけずに動く

ひと口に運動時痛といってもどんな動きで痛みが出るかは原因によっ

ここが聞きたい

Q 椎間板ヘルニアで、医師から「安静に」といわれたら？

A 痛みが強いときは、なるべく痛くない姿勢で寝てください。横向きでえびのように丸まって寝たり、あお向けに寝るなら膝《ひざ》の下に枕などを入れて膝が少し曲がるようにすると、坐骨神経が少しゆるみ、楽なことが多いでしょう。

「安静」の基本は本人がいちばん楽な姿勢であって、硬い布団で背中をまっすぐに伸ばしてじっとしているような必要はありません。

て違います。椎間板ヘルニアの人は前かがみになると痛みが強くなりますが、脊柱管狭窄症《せきちゅうかんきょうさくしょう》の人はまっすぐ立っているより前かがみはむしろ楽になります。というのも、左下のグラフのように姿勢によって椎間板や馬尾《ばび》を収めている硬膜《こうまく》の周囲（硬膜外）にかかる圧力が変わるためです。

自分の腰にとって何が負担になるのかを意識し、**痛みの出方に応じて無理のないように体を動かす**ことを心がけてください。

痛みの出にくい姿勢で寝る

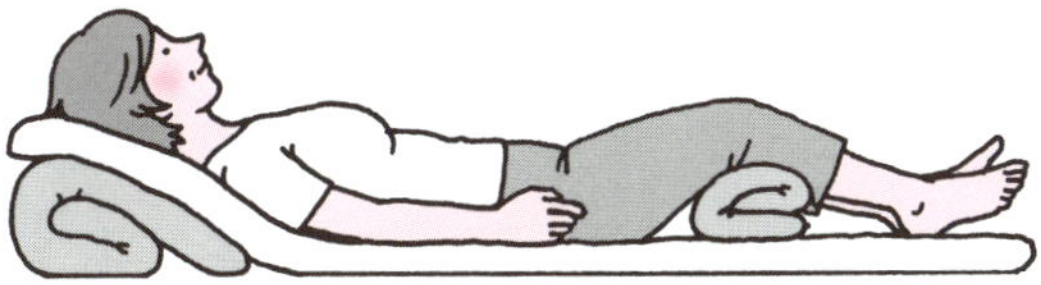

あお向けに寝るときは、膝と股関節《こかんせつ》を少し曲げた姿勢をとると楽なことが多い。脊椎の圧迫骨折の場合は、つぶれた骨が開いてしまわないように、横向きで寝たり、背中の下に毛布などを入れて背中を少し丸めた姿勢になるように支えるとよい。

姿勢による硬膜外と椎間板内の圧力の違い

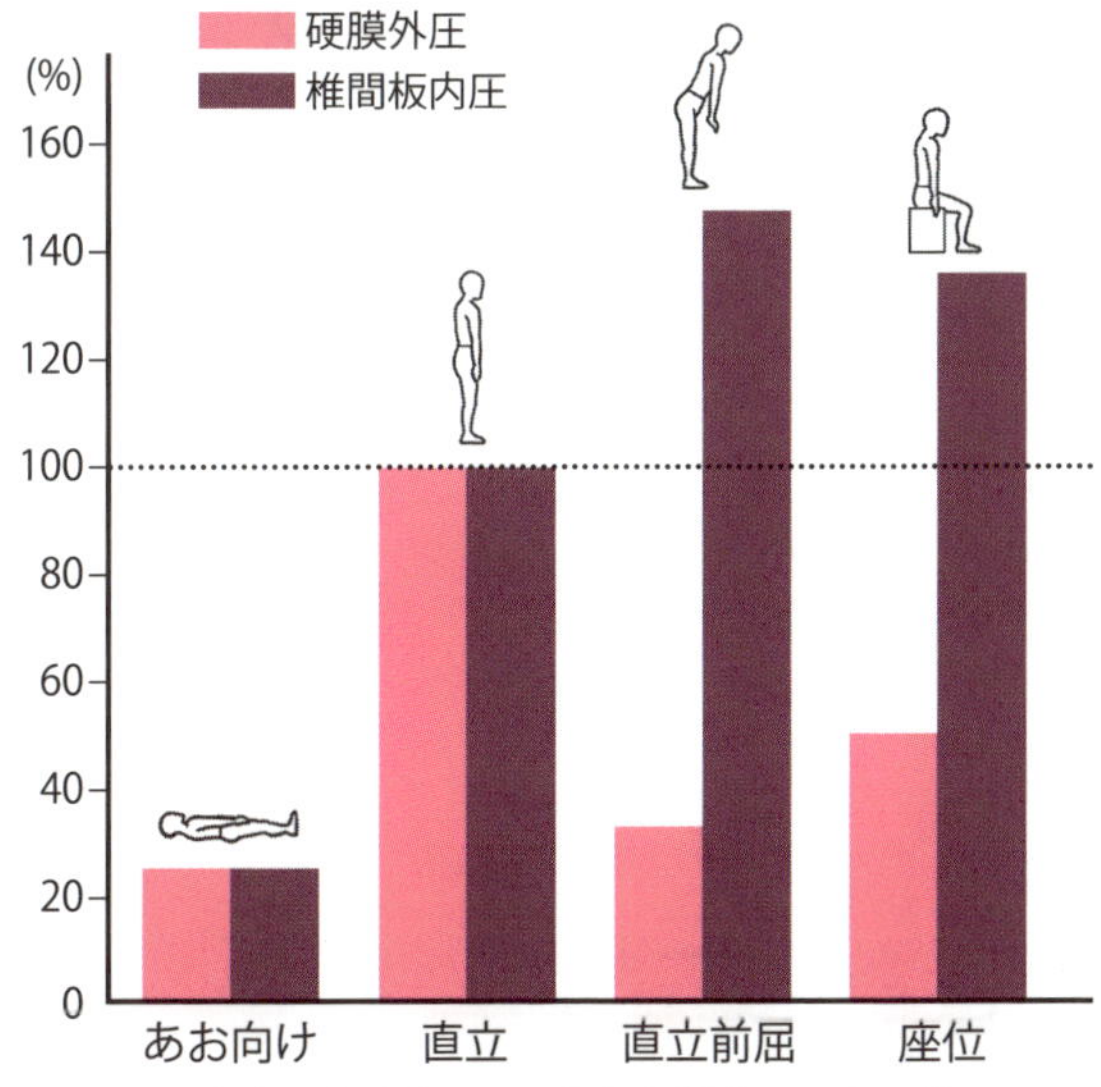

直立のときを100%とした場合の圧力の違い

前かがみの姿勢や座位では、椎間板の内圧は直立しているより高くなるが、馬尾の周囲の硬膜外圧はずっと低くなる。そのため、椎間板ヘルニアでは神経への圧迫が増大しがちだが、脊柱管狭窄症ではむしろ圧迫が軽減される。

薬物療法

強い痛みは薬を使ってやわらげ、病気に伴う障害を緩和する

痛みを抑える薬

腰痛や坐骨神経痛《ざこつしんけいつう》で受診すれば、大抵は、まず痛み止めの薬を使います。痛みがあると、筋肉が緊張して血行が悪くなり、それがさらなる痛みを起こす悪循環になりがちです。強い痛みは薬で抑えて、その悪循環を断ちます。消炎鎮痛薬を中心に次のような薬が使われます。

●消炎鎮痛薬

痛み止めの薬として最も広く使われているのが、**非ステロイド性抗炎症薬**（ＮＳＡＩＤ(ｓ)＝エヌセイド(ズ)）というグループの薬です。多くの種類があり、内服薬のほか、坐薬《ざやく》、貼り薬や塗り薬などの外用薬もあります。ただ「痛み止め」といったら、一般にこの薬を指しています。

ただこの薬は胃腸障害が出やすく、ときに腎障害などの副作用を起こすこともあります。特に高齢者が慢性痛で長く使うような場合は、副作用に対する十分な注意が必要です。

最近では、体内で有効成分に変わる**プロドラッグ**をはじめ、**COX《コックス》-2《ツー》選択的阻害薬**（ｐ84）など、胃腸障害を減らす工夫をした薬もあります。

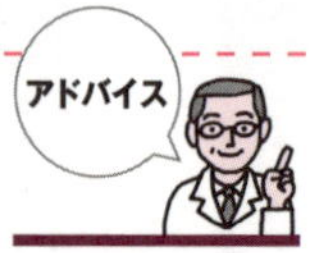

痛み止めによる副作用を防ぐために

非ステロイド性抗炎症薬は胃の粘膜を荒らしやすいので、胃が空のときの服用は避けて、食後30分以内にのむのが原則です。

この薬はいろいろな診療科で処方される可能性があるので、重ならないように、使っている薬は必ず医師に伝えることが大切です。胃潰瘍《かいよう》になった、副作用が出たことがある、肝臓病・腎臓病があるという人は、あわせて伝えてください。

腰痛・坐骨神経痛の治療に用いられる主な薬（1）

分類名		一般名	代表的な商品名	剤形	特徴
非ステロイド性抗炎症薬	サリチル酸系	アスピリン	アスピリン	内服薬	
	アントラニル酸系	メフェナム酸	ポンタール	内服薬	
		フルフェナム酸アルミニウム	オパイリン	内服薬	
	アリール酢酸系	ジクロフェナクナトリウム	ボルタレン	内服薬、坐薬	
			ナボール	内服薬	
			ジクロフェナクナトリウム	坐薬	
		インドメタシン	インテバン	坐薬	
		アセメタシン	ランツジール	内服薬	プロドラッグ
		インドメタシンファルネシル	インフリー	内服薬	プロドラッグ
		プログルメタシンマレイン酸塩	ミリダシン	内服薬	プロドラッグ
		スリンダク	クリノリル	内服薬	プロドラッグ
		エトドラク	ハイペン	内服薬	COX-2選択性
			オステラック		
		ナブメトン	レリフェン	内服薬	プロドラッグ
	プロピオン酸系	イブプロフェン	ブルフェン	内服薬	
			イブプロフェン	内服薬	
		ケトプロフェン	ケトプロフェン	坐薬	
		ナプロキセン	ナイキサン	内服薬	
		プラノプロフェン	ニフラン	内服薬	
		オキサプロジン	アルボ	内服薬	
		ロキソプロフェンナトリウム水和物	ロキソニン	内服薬	プロドラッグ
		ザルトプロフェン	ソレトン	内服薬	
			ペオン	内服薬	
	オキシカム系	ピロキシカム	バキソ	内服薬	
		アンピロキシカム	フルカム	内服薬	プロドラッグ
		ロルノキシカム	ロルカム	内服薬	
		メロキシカム	モービック	内服薬	COX-2選択性
	コキシブ系	セレコキシブ	セレコックス	内服薬	COX-2選択性
	塩基性	チアラミド塩酸塩	ソランタール	内服薬	
鎮痛解熱薬（非ピリン系）		アセトアミノフェン	アセトアミノフェン	内服薬	
			カロナール		
生物組織抽出物		ワクシニアウイルス接種家兎炎症皮膚抽出液	ノイロトロピン	内服薬、注射	
経皮用剤（外用薬）		フェルビナク	ナパゲルン	塗り薬（軟膏、クリーム、ローション）	
		副腎エキス・ヘパリン類似物質配合	ゼスタック	塗り薬（クリーム）	
		ケトプロフェン	モーラス	貼り薬（テープ、パップ）	
			ケトプロフェン		

上記のほか、外用薬としてジクロフェナクナトリウム（ジクトル®）の貼り薬（テープ）も使われるようになっている。

（2023年8月現在）

●神経性疼痛《とうつう》緩和薬

末梢神経の障害による痛みの治療薬としてプレガバリン（リリカ®）という薬が２０１０年に登場し、腰椎《ようつい》の病気による神経痛にも用いられるようになっています。坐骨神経痛によく効くことがあります。

この薬は副作用で眠気やふらつきが出やすいため、少量から開始して、効果や副作用をチェックしながら徐々に増量していきます。

●オピオイド（麻薬性鎮痛薬）

従来、主に手術後やがんの痛みに対して使われていたオピオイド（麻薬とその類似薬）の一部が慢性腰痛にも使えるようになりました。のみ薬のほか、貼り薬もあります。ほかの薬で抑えられない激しい痛みに苦しむ患者さんには有用ですが、必要性を慎重に検討し、医師（できれば専門医）の指示のもとで適正に使用することが大切です。

●その他の薬

痛みによる筋肉のこりをやわらげる**筋緊張弛緩薬**（中枢性筋弛緩薬）が消炎鎮痛薬によく併用されます。しびれがあるときには、神経組織の回復を促すことを期待して**ビタミンB12製剤**が用いられています。そのほか、八味地黄丸《はちみじおうがん》や牛車腎気丸《ごしゃじんきがん》などの**漢方薬**が用いられることもあります。痛みによっては、一部の**抗うつ薬**なども用いられています。

腰部脊柱管狭窄症の薬

腰部脊柱管狭窄症《ようぶせきちゅうかんきょうさくしょう》では、**プロスタグランジンE1製剤**が薬物療法の中心になります。この薬には血管を広げ、

知っておきたい

COX-2（コックスツー）選択的阻害薬

非ステロイド性抗炎症薬は、主にシクロオキシゲナーゼ（COX）という酵素の働きを抑える作用により痛みを止めます。

しかし、COXには実は種類があって、COX-1が胃粘膜の機能の維持に、COX-2が痛みを起こす作用にかかわっていることが近年わかってきました。従来の非ステロイド性抗炎症薬はそれを区別なく抑えていたために、副作用で胃腸障害が起こりやすかったわけです。

そこで、なるべくCOX-1を抑えずにCOX-2を抑えるように開発されたのがCOX-2選択的阻害薬で、胃腸障害が少ないとされています。

さらに血液を固まりにくくする作用があります。腰部脊柱管狭窄症では主に血管拡張作用による効果を期待して、脚の痛みやしびれ、歩行能力の改善を目的に用いられます。特に馬尾《ばび》型の間欠跛行《かんけつはこう》に対する歩行能力の改善が認められています。しかし、神経根《しんけいこん》型の間欠跛行には効果が落ち、手術適応となる重症者の場合の有効性はまだ確かめられていません。

骨粗鬆症の薬

骨粗鬆症《こつそしょうしょう》による圧迫骨折で腰痛などが起きている場合は、根本にある骨粗鬆症に対する治療が重要です。近年は薬物療法の進歩がめざましく、骨密度を上げたり骨折を減らす効果が確かめられた薬が増えてきました。中心となっているのは**ビスホスホ**

腰痛・坐骨神経痛の治療に用いられる主な薬（2）

分類名	一般名	代表的な商品名	剤形
神経性疼痛緩和薬	プレガバリン	リリカ	内服薬
オピオイド（麻薬性鎮痛薬）	コデインリン酸塩	コデインリン酸塩	内服薬
	モルヒネ塩酸塩水和物	モルヒネ塩酸塩	内服薬
	フェンタニル	デュロテップ、ワンデュロ	貼付薬（パッチ）
		フェントス	貼付薬（テープ）
	ブプレノルフィン	ノルスパン	貼付薬（テープ）
	トラマドール塩酸塩	トラマール、ワントラム、ツートラム	内服薬
	トラマドール塩酸塩・アセトアミノフェン配合剤	トラムセット	内服薬
プロスタグランジンE_1製剤 （血管拡張薬）	リマプロストアルファデクス	オパルモン	内服薬
筋緊張弛緩薬（中枢性筋弛緩薬）	クロルフェネシンカルバミン酸エステル	リンラキサー	内服薬
	エペリゾン塩酸塩	ミオナール	内服薬
	アフロクアロン	アロフト	内服薬
	チザニジン塩酸塩	テルネリン	内服薬
ビタミンB_{12}製剤	メコバラミン	メチコバール	内服薬
抗うつ薬	デュロキセチン塩酸塩	サインバルタ	内服薬
	アミトリプチリン塩酸塩	トリプタノール	

上記のほか、神経性疼痛緩和薬のミロガバリン（タリージェ®）やオピオイドのオキシコドン（オキシコンチン®）も使われるようになっている。

（2023年8月現在）

ネート製剤です。胃腸障害が出やすいため服用時の注意が多い薬ですが、負担の軽い使い方の薬も増えてきました。ただし、まれながら長期使用に関連するとみられる顎《あご》の骨の壊死や大腿骨《だいたいこつ》の骨折も報告されています。

新薬の**副甲状腺ホルモン製剤**は、すでに脊椎《せきつい》骨折を起こしていて腰痛があるような人に特に有効とされています。閉経後早期の女性には、骨に対して女性ホルモンのように作用する**SERM**《サーム》が勧められています。注射薬の**カルシトニン製剤**は、骨粗鬆症による腰背部痛に対し鎮痛効果があります。そのほか、骨密度はあまり上げなくても骨折リスクを減らすことを期待して、主に高齢者に**活性型ビタミンD_3製剤**や**ビタミンK_2製剤**などが用いられています。

骨粗鬆症の治療に用いられる主な薬

分類名	一般名	代表的な製品名	剤形	通常の用い方
ビスホスホネート製剤	エチドロネート	ダイドロネル	内服薬	1日1回服用を2週間、休薬を10～12週間
	アレンドロネート	フォサマック	内服薬	1日1回または週1回服用
		ボナロン	内服薬	
			注射薬	4週に1回静脈注射（点滴）
	リセドロネート	アクトネル	内服薬	1日1回または週1回または月1回服用
		ベネット		
	ミノドロネート	ボノテオ	内服薬	1日1回または4週に1回服用
		リカルボン		
	イバンドロン酸	ボンビバ	注射薬	月1回静脈注射（通院が必要）
			内服薬	月1回服用
	ゾレドロン酸	リクラスト	注射薬	年1回静脈注射（点滴）
SERM（選択的エストロゲン受容体調節薬）	ラロキシフェン	エビスタ	内服薬	1日1回服用
	バゼドキシフェン	ビビアント	内服薬	1日1回服用
カルシトニン製剤	エルカトニン	エルシトニン	注射薬	週2回または1回筋肉注射（通院が必要）
副甲状腺ホルモン（PTH）製剤	テリパラチド	フォルテオ	注射薬	1日1回皮下注射（自己注射可能）、24か月まで
		テリボン	注射薬	週1回皮下注射（通院）または週2回（自己注射可能）、24か月まで
活性型ビタミンD_3製剤	アルファカルシドール	アルファロール	内服薬	1日1回服用
		ワンアルファ		
	カルシトリオール	ロカルトロール	内服薬	1日2回服用
	エルデカルシトール	エディロール	内服薬	1日1回服用
ビタミンK_2製剤	メナテトレノン	グラケー	内服薬	1日3回服用

上記のほか、女性ホルモンを補充する「エストロゲン製剤」や、「カルシウム製剤」などが用いられることもある。また、重症の骨粗鬆症には抗体製剤のデノスマブ（プラリア®）やロモソズマブ（イベニティ®）、副甲状腺ホルモン製剤のアバロパラチド（オスタバロ®）も使われるようになっている。

（2023年8月現在）

ここが聞きたい

痛み止めの薬の副作用が気になるときは？

Q 痛み止めの薬をのむと、すぐに胃が痛くなります。

A 痛み止めの薬の副作用で最も多いのが胃腸障害です。軽度の場合は胃の不快感程度ですが、胃潰瘍を起こすこともあります。薬をのんで胃の痛みが出たら、その薬はただちにやめてください。

非ステロイド性抗炎症薬は痛みを起こす作用とともに胃粘膜の傷を治す作用も抑えるため潰瘍を起こしやすく、「エヌセイド潰瘍」と呼ばれています。そのため、よく胃粘膜保護薬があわせて処方されます。特に胃炎や胃潰瘍の既往がある人は注意が必要といわれています。

痛み止めの薬で胃が痛くなったことのある人は、あらかじめ医師に伝えてください。胃腸障害が少ないCOX-2選択的阻害薬などなら、うまく使えるかもしれません（p84）。

Q 痛み止めの薬は剤形によって効果や副作用も違う？

A 痛み止めとしてはのみ薬のほか、坐薬や、貼り薬や塗り薬などの外用薬もよく使われます。

坐薬は、最も速く効くことから急性期の激しい痛みに用いたり、のみ薬で胃腸障害が出やすい人に用いられたりします。ただし、胃を通らなくても、吸収されて血液中に入った成分による影響は受けるので、胃腸障害が出ないとは限りません。

外用薬は、腰痛には貼り薬がよく用いられていますが、皮膚が弱い人は、塗り薬のほうがかぶれにくいでしょう。ただし、一般に塗り薬は貼り薬より効果の持続時間が短めです。外用薬は全身的な副作用が少ないものの、痛みを止める効果も弱いため、痛みが軽い人に向いています。

Q 痛みが強いなら「麻薬」を使うと聞いたが？

A 慢性の痛みで、ほかの薬をいろいろ使っても抑えられない強い痛みに対して、麻薬性鎮痛薬はやはり最も効果が期待できる薬です。どうしようもない痛みがある場合には、腰痛などにも使えます。

ただし、本当に痛みだけをなくせばよいのか、十分な除外診断をしたうえで使うべきでしょう。使いすぎれば命にかかわる副作用のリスクもあり、がんの痛みに使う場合と違って薬物依存が起こる可能性もあります。できれば専門医のもとで使うことが望ましいでしょう。

物理療法

●さまざまな物理的手段を用いて痛みの緩和をはかる

温熱療法

腰や脚の痛む場所を温めて、患部の血管を拡張させ、血液循環をよくすることで痛みを軽減させる治療法です。物理療法のなかでは、最も多くの人に勧められる方法といえます。病院で行われている温熱療法にもさまざまな方法がありますが、腰痛に対する効果は基本的に温めることによるもので、その方法による大きな違いはありません。

●ホットパック療法

熱を蓄えることができる、弾力性のあるゲル（粘性の個体）状の物質がパック詰めされたホットパックを、80～90度の熱水で温めてバスタオルなどでくるみ、それを痛むところに当てて温熱刺激します。腰や腰から下の部分が痛む場合によく行われています。15～20分ほど患部を温めたら、痛む部分を少し動かすとより効果的です。

●赤外線療法

赤外線灯の乾いた温風を痛む部分に当てる治療法で、患部の血液循環を促します。血行をよくするのに加え、筋肉の緊張をほぐして痛みをや

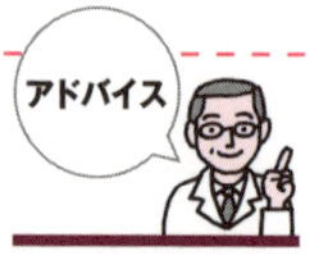

治療を受けた人自身が楽になったかどうかで効果を判断する

物理療法の効果は個人差が大きく、科学的にはまだ十分に有効性が証明されていません。したがって、行うかどうかは基本的に患者さん次第です。

その治療で痛みが楽になるならその人にとっては有効な方法といえますが、効果がない人は続けても意味がありません。治療の効果は、その治療を受けて患者さん自身が楽になったかどうかで判断します。

わらげる効果があります。

●マイクロウェーブ療法

マイクロウェーブ（波長のごく短い電磁波）を使い、熱エネルギーに変換させて患部を温める治療法です。

衣服の上から照射でき、皮膚の表面を温める方法に比べ、より深い部分まで温めることができます。腰や関節の痛みや周囲の炎症の改善に用いられます。

●低出力レーザー療法

ごく弱いレーザー光を患部に当てる治療法です。レーザー光が交感神経（自律神経の一種）の緊張をとり、血液の流れを改善して、痛みを早期のうちにやわらげます。

レーザーといっても、ヘルニアを蒸散させるような高出力レーザーとは全く別のものです。

外来でよく行われる物理療法

温熱療法

ホットパック療法

蓄熱材入りパックを80～90度に温め、タオルなどを当てて腰にのせ温める。

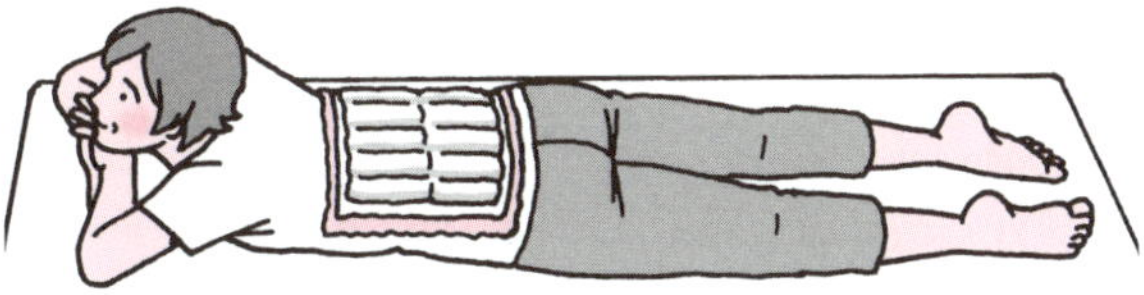

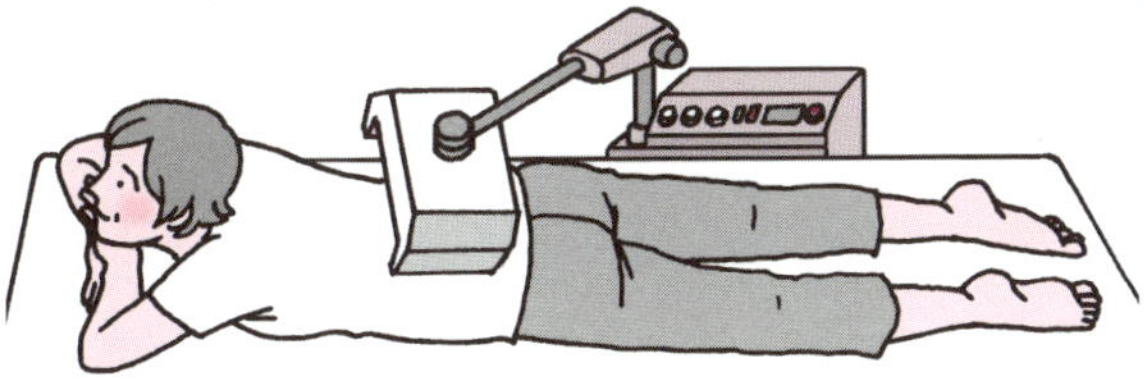

マイクロウェーブ療法

10cmほどの距離から患部に20分ほどマイクロウェーブ（極超短波）を当てる。筋肉の深部で熱を発することができる。

牽引療法

外来で腰痛や坐骨神経《ざこつしんけい》痛《つう》に対して行われるのは「間欠牽引《かんけつけんいん》」。下腹部から骨盤にコルセットのようなものをつけ、膝《ひざ》を曲げた姿勢をとって、間欠的に引っ張る。

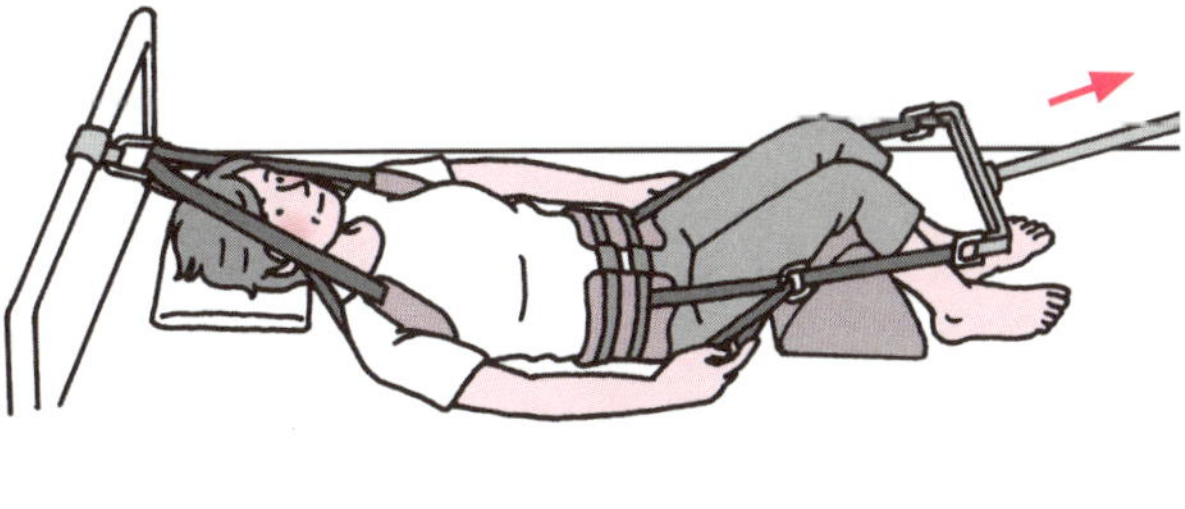

牽引療法

「牽引」とは引っ張ることです。腰痛や坐骨神経痛《ざこつしんけいつう》に対しては、専門の器具を使って骨盤を引っ張り、腰椎《ようつい》を引き伸ばします。腰部の筋肉の過度な緊張をほぐし、腰椎の前側へのそりを改善することで、神経の圧迫による痛みの緩和をはかります。

入院して行う「持続牽引」では、4～10kgのおもりをつけ、そのやや弱い力で長時間骨盤を引っ張り続けます。主に急性期に腰椎の安静を保つ目的で行われます。

一方、外来で行う「間欠牽引」では、20～30kg程度（本人の体重の半分以下）の力で、ゆっくりと引っ張ったりゆるめたりします。こちらは急性期を過ぎた腰痛に対して、1回に15分ほど、繰り返し行います。最近では、腰痛患者一般に有効な可能性は低いとみられていますが、坐骨神経痛を伴う人に限れば、有効という報告もあります。

低周波電気刺激療法

微弱な電流を腰や脚の痛む部分に流し、その刺激によって神経の興奮を鎮め、筋肉の緊張を緩和させて痛みをやわらげる治療法です。

専用の機器を使い、痛みのある部位の皮膚に電極をつけて、筋肉が軽く収縮するくらいの電流を流します。これがマッサージのような効果をもたらし、血行を改善して、組織の代謝を高める効果が期待できます。

家庭用の低周波治療器も、同様の電気刺激を利用するものです。

アドバイス

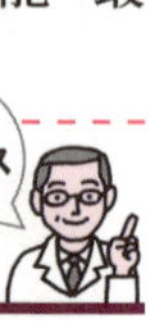

物理療法に注意が必要な人

物理療法は、一般に、皮膚炎や末梢循環不全、知覚障害、出血傾向がある場合は要注意で、行えない場合もあります。妊娠中の人も、胎児への影響を考えて行いません。また、腫瘍《しゅよう》や感染性の病気がある人などにも、基本的に行いません。

動脈硬化や心臓病、バセドウ病などがある人は、赤外線療法が危険です。一方、心臓ペースメーカーなどの機器を体内に植え込んでいる人、体内に固定器具などの金属が入っている人は、深部を温めるマイクロウェーブ療法などは受けられません。

このような人は、必ず事前に伝えるようにしてください。

こんな物理療法に期待できる効果は？

ここが聞きたい

Q マッサージは腰痛に効果がある？

A こりや痛みのあるところをさすったりもんだりするマッサージは、筋肉の収縮をゆるめて、血行を促します。

整形外科では補助的に行われていますが、筋肉疲労による痛みなどにはある程度の効果が期待できます。気持ちがよいようなら、続けてもよいでしょう。

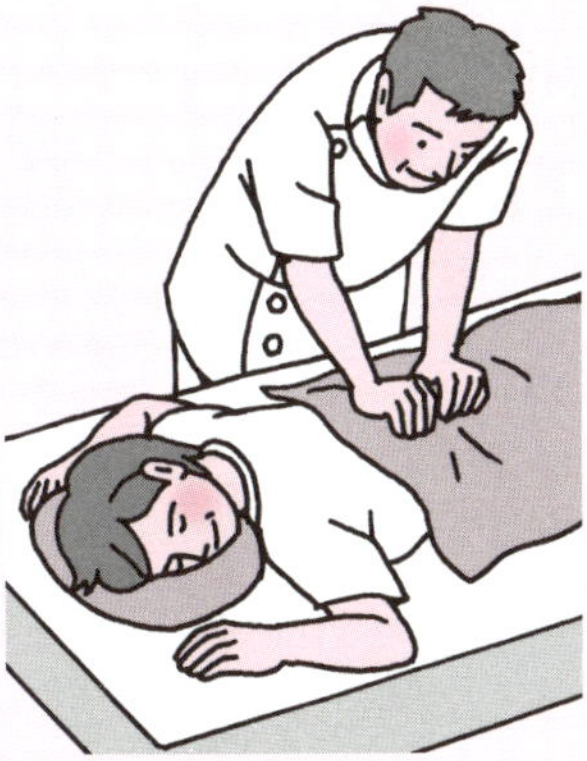

ただし、腰痛でも、炎症性の病気が原因の場合や、神経障害があるような場合は、強い力でマッサージすると危険なこともあるので注意してください。

Q 整体がよいと知人に勧められましたが、背骨のズレも治る？

A 椎間関節《ついかんかんせつ》で何か組織がはさまって、急な痛みが起きたような場合なら、他人が関節を動かして余計なものが外れれば、よくなることはありえます。しかし、加齢に伴って生じた椎骨《ついこつ》のズレが、整体で力を加えたことで治るというのは考えられません。

分離症やすべり症があるなど、人によっては強い力を加えるのが危険な場合もあります。まずは一度整形外科でチェックしてもらって、「整体はどうだろうか」などと相談してみるとよいと思います。

Q 家庭用の治療器具は使ってもよい？

A 低周波治療器や赤外線治療器、マッサージ器など、こりや痛みの緩和を期待する、さまざまなものがあるようです。整形外科で行う物理療法も症状の改善が目的ですから、家庭用の治療器具を使って症状が楽になるなら、悪いことではありません。

ただし、まずは一度専門医に相談してからのほうがよいと思います。できればパンフレットなどを見せてチェックしてもらい、使っても問題ないか、自分の腰痛や坐骨神経痛への効用はどうなのか、聞いてみるとよいでしょう。

装具療法

コルセットで腰の負担を軽くする

腰椎を安定させ痛みの出にくい姿勢を保つ

腰痛や坐骨神経痛《ざこつしんけいつう》のある人に用いられる装具に**腰椎《ようつい》コルセット**があります。コルセットには、腹圧を高めて腰椎を安定させ、腰椎の動きを制限して腰部の安静を保ったり、正しい弯曲《わんきょく》を維持したりする働きがあります。これらにより、腰椎の支持性を補強し、痛みの出にくい姿勢を保つことで、急性期の痛みの軽減に役立ちます。

コルセットには硬いもの、やわらかいものなどがありますが、**硬性コルセット**は、骨折の急性期などに使用されるポリプロピレン製のものです。通常の腰痛で使われるものは、布製の**軟性コルセット**や伸縮性のある素材でできた**簡易型コルセット**などで、腰の状態に応じて使い分けられます。

腰部脊柱管狭窄症《ようぶせきちゅうかんきょうさくしょう》の患者さんの場合は、**ウィリアムズ型装具**と呼ばれるものも用いられます。痛みが出やすい後ろへのそり返り（後屈）姿勢を制限し、前かがみ（前屈）の姿勢を保つことができます。

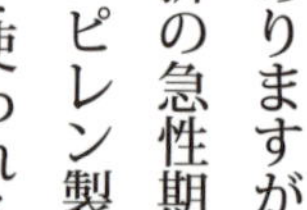

杖を上手に活用して活動的な生活を

杖《つえ》を使うと、逆側の脚にかかる負担を減らすことができますが、腰部脊柱管狭窄症の人では、体が少し前かがみになることで、間欠跛行《かんけつはこう》も出にくくなります。うまく杖を使えばずっと活動的に暮らせるはずです。足腰が不安定な人、少し麻痺《まひ》があるような人などには、特に勧められます。転倒予防に役立つのに加え、周囲の人が気遣ってくれる効果もあると思います。

楽だからと必要以上に使い続けない

コルセットは、痛みが強いときには確かに効果があるため、つい使い続けてしまいがちです。しかし、楽だからといって必要以上に長く使い続けると、腰を支える筋肉が衰えてしまいます。筋肉の衰えは、また腰痛を起こす原因にもなりかねません。

骨折してしばらくコルセットをつけなければならないことはありますが、一般の腰痛の場合は、**痛みが少し楽になってきたら、はずしたほうがよい**と考えてください。状態にもよりますが、長くても2~3か月程度が目安になるでしょう。筋肉が衰えないよう、**コルセットをつけてもできるだけ動くことが大切**です。

腰椎コルセット

軟性コルセット

前　横　後

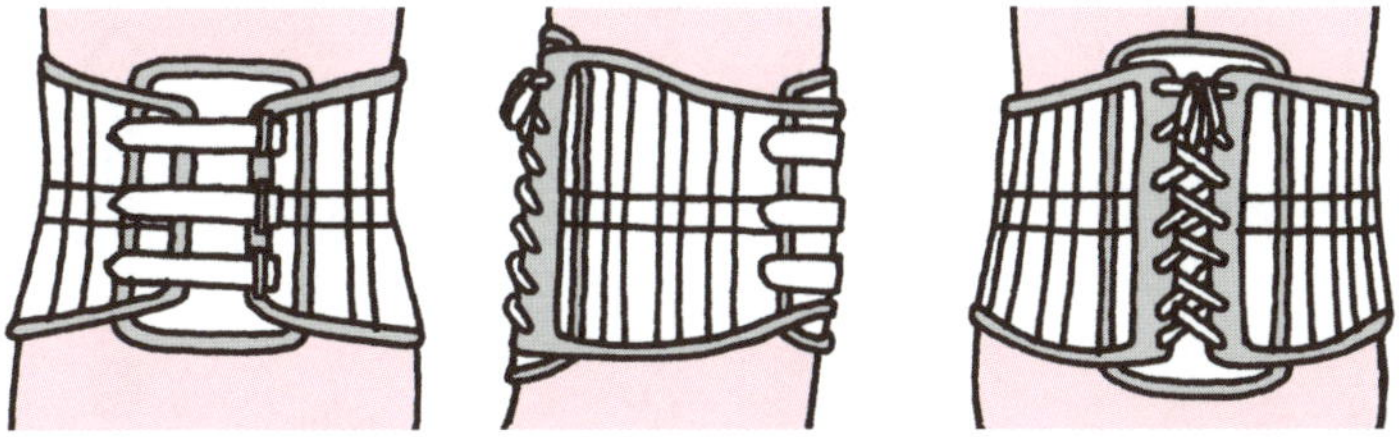

腰痛一般に使われる、簡単な支柱が入った布製のやわらかいタイプ。腹圧を高め、腰椎の前彎《ぜんわん》増強を改善して、腰椎の負担を減らす。

ウィリアムズ型装具

前　横　後

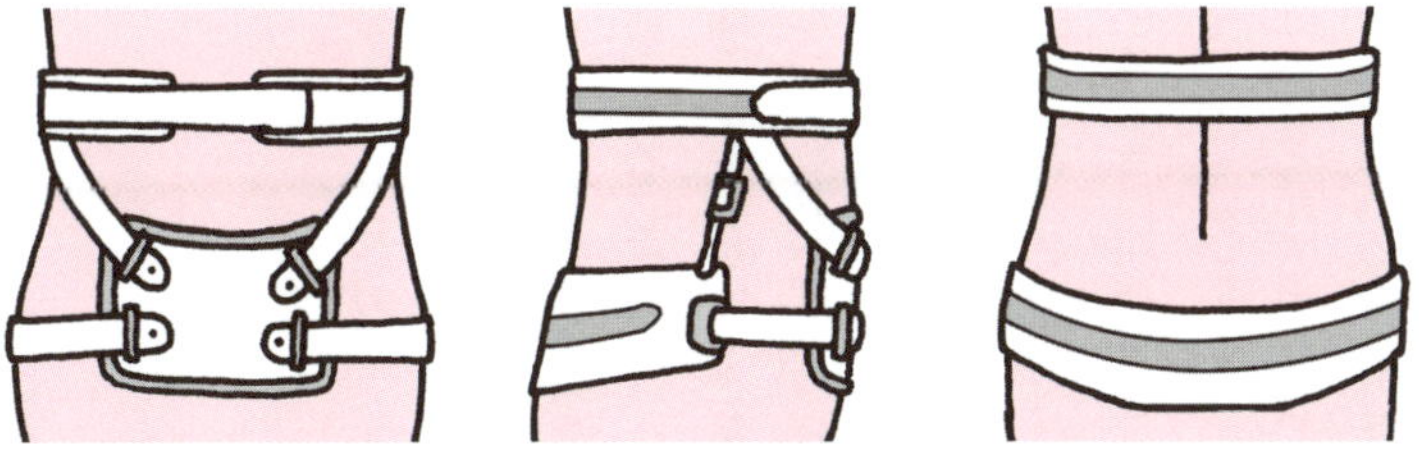

後ろへのそり返りを制限して、前かがみの姿勢が保持できるようになっている。腰部脊柱管狭窄症で、特に神経根《しんけいこん》型の間欠跛行がみられるような場合に適する。

運動療法

腰椎を支える筋肉を鍛えて、腰椎への負担を軽くする

ストレッチングと筋力強化で腰痛の再発を防ぐ

腰痛や坐骨神経痛《ざこつしんけいつう》に対する運動療法は、痛みをとる治療というわけではありません。主に腰を支える筋肉の働きを強化し、椎間関節《ついかんかんせつ》の動きをスムーズにして、再発を防ぐ目的で行われます。

基本は筋肉のストレッチと強化訓練です。腰痛予防のための体操では、腰椎《ようつい》を支える背筋と腹筋、殿筋《でんきん》（お尻の筋肉）の強化が中心になります。あわせて、ウォーキングなどで、太ももの大腿四頭筋《だいたいしとうきん》をはじめ、脚の筋力強化もはかりましょう。

筋力を維持するには運動の継続がいちばん大切

「腰痛体操」にもいろいろありますが、どの体操なら特に効くというものではなく、**何より大事なのは継続**です。運動療法の効果はすぐに出るわけではないので、少なくとも数か月は続ける必要があるでしょう。次ページより簡単な体操の例を紹介しておきます。まずは朝晩2回のストレッチングから始めてみましょう。

ここが聞きたい

Q いつから、どんな運動を始めればよい？

A 急性期に激痛をおして運動をする必要はありませんが、痛みがやわらいできたら、少しずつ体を動かすようにしてください。

慢性腰痛の人は、お風呂から出たあとなど、筋肉が温まっているときに腰痛体操などをやってみるとよいでしょう。習慣づけることが大事なので、無理なく続けられるやり方を見つけていってください。

ストレッチングの例

反動をつけずにゆっくりと行い、気持ちよく伸ばせる限界まで伸ばしたところで一時静止する。呼吸は止めないで、息を吐きながら筋肉を伸ばし、静止して自然呼吸が基本。

腰や背中の筋肉を伸ばす

●膝抱え体操

あお向けに寝た姿勢から、ゆっくりと膝《ひざ》を引き寄せ、両膝を抱え込むようにして腰の筋肉を伸ばす。慣れてきたら、膝が胸につくまで引き寄せたあと、さらに膝を開きながらわきの下につけるとよい。ゆっくりと10回ほど繰り返す。

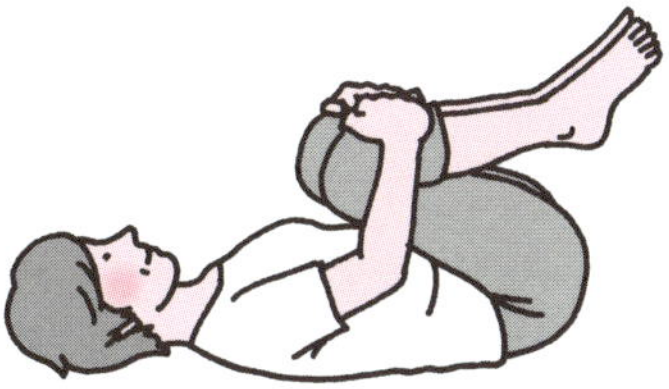

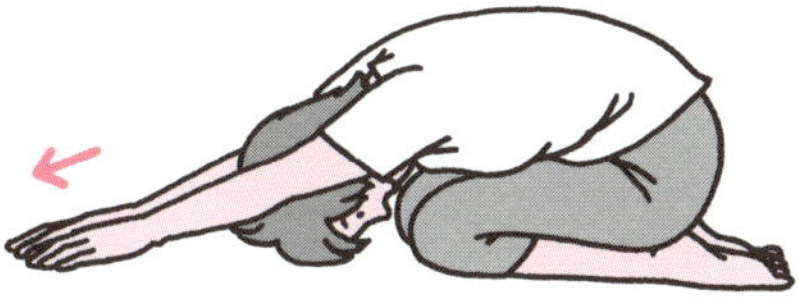

●ひれ伏し体操

床に正座した姿勢から、ひれ伏すようにして両腕をゆっくりと前へ伸ばしていく。これを10回ほど繰り返す。腰部《ようぶ》脊柱管狭窄症《せきちゅうかんきょうさくしょう》のある人でも行いやすい。

脚の筋肉を伸ばす

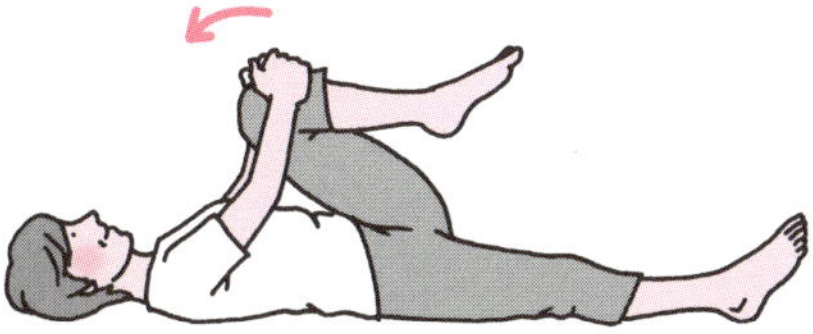

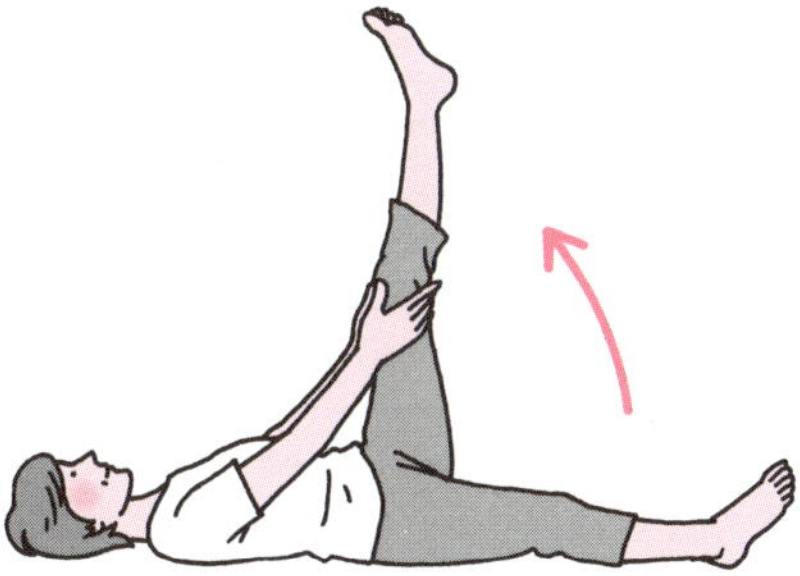

あお向けに寝て、片方の膝に手をかけてゆっくりと引き寄せる。左右交互に10回ほど繰り返す。腰椎・骨盤と大腿骨をつないでいる腸腰筋《ちょうようきん》を伸ばす体操。あわせて頭を持ち上げると、腹筋の強化運動にもなる。

あお向けに寝て片方の脚に手を伸ばし、そのまま脚を上げていく。左右交互に10回ほど繰り返す。大腿二頭筋(ハムストリング)を伸ばす体操。あわせて頭を持ち上げると、腹筋の強化運動にもなる。

背骨を支える筋肉を強化する体操の例

腹筋を鍛える

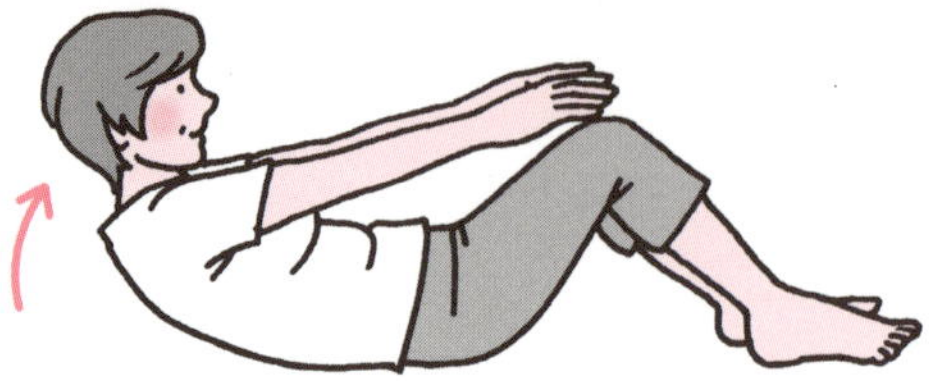

あお向けに寝て両膝を立て、ゆっくりと頭を持ち上げ、おへそをのぞき込むようにして上体を起こす。できる人は両手を膝に伸ばす。難しい人は無理に体を起こさなくてよい。おへそをのぞき込んだ姿勢で5〜10秒静止して、元の姿勢に戻す。10回ほど繰り返す。

あお向けに寝て、腕は体のわきに自然に伸ばし、脚を伸ばしたまま、片方ずつゆっくりと上げて5〜10秒静止し、ゆっくりと下ろす。5〜10秒休んで、同様に10回ほど繰り返す。楽にできるようになったら、両脚をそろえて上げる。

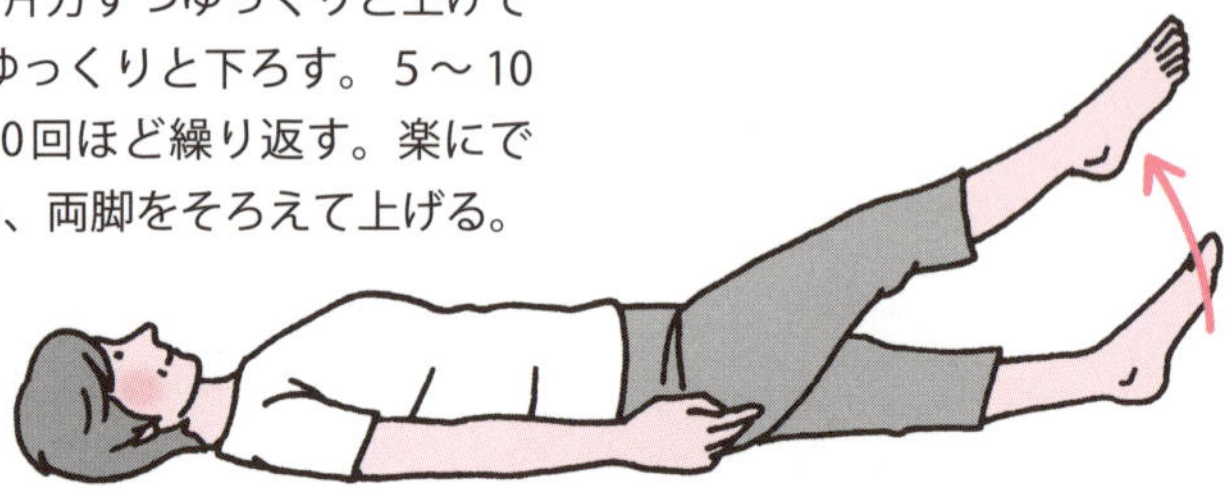

背筋を鍛える

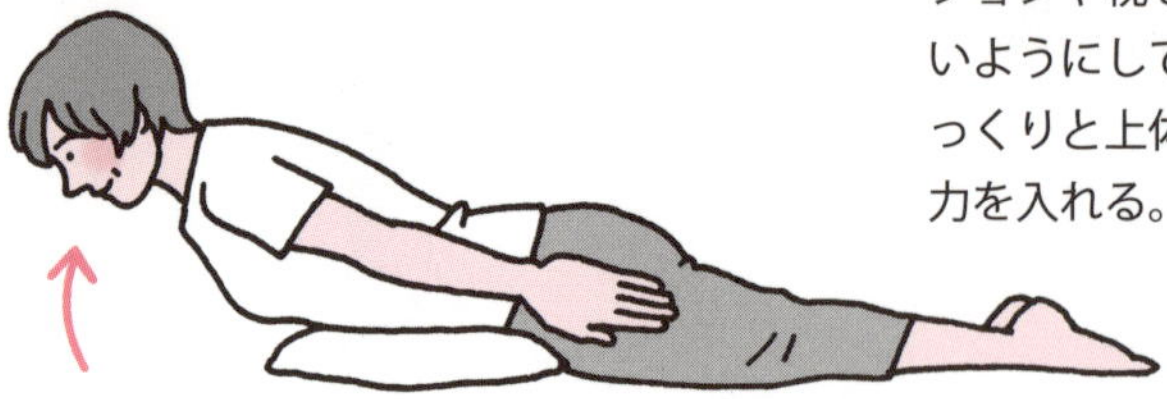

うつ伏せに寝て、おなかの下にクッションや枕を入れる。腰をそらさないようにして、おへそを支点に、ゆっくりと上体を起こすように背筋に力を入れる。10回ほど繰り返す。

あお向けに寝て、腕は体のわきに伸ばす。そのままお尻をゆっくりと持ち上げて5〜10秒静止し、元に戻す。10回ほど繰り返す。

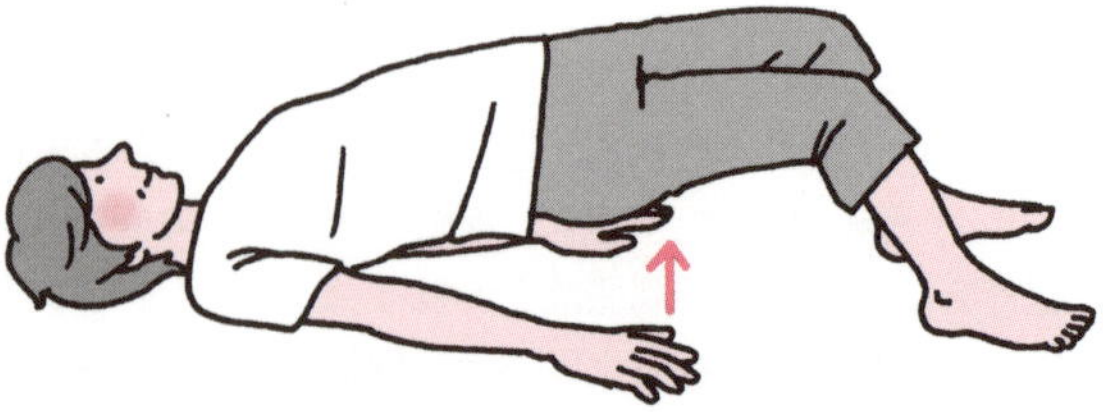

殿筋を鍛える

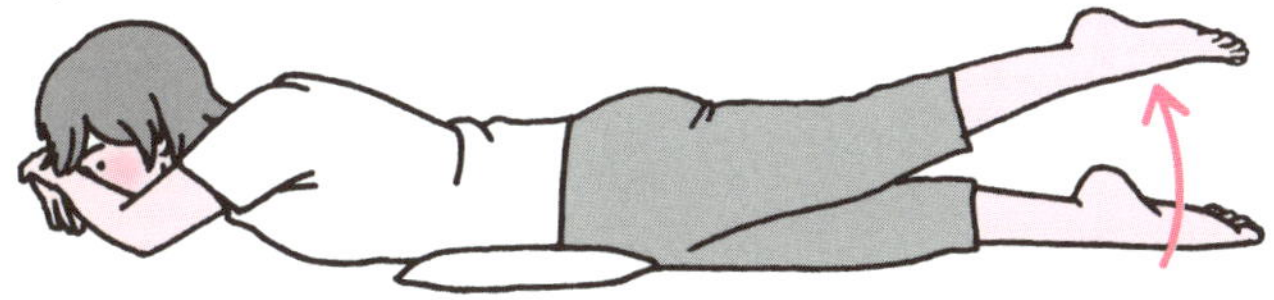

うつ伏せに寝て、おなかの下にクッションや枕を入れる。片方の脚を少し持ち上げ、対の側の腕も同時に少し持ち上げるようにして、お尻の筋肉に力が入ることを意識する。10回ほど繰り返す。

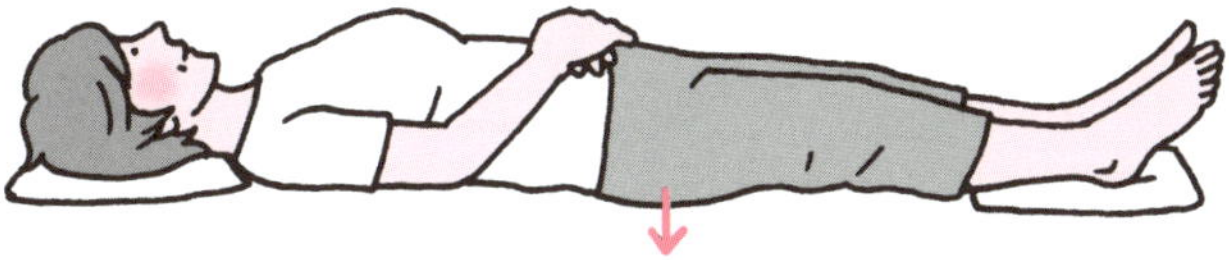

あお向けに寝て、かかとの下にクッションなどを入れ、床に押しつけるようにお尻に力を入れる。10回ほど繰り返す。

大腿筋を鍛える

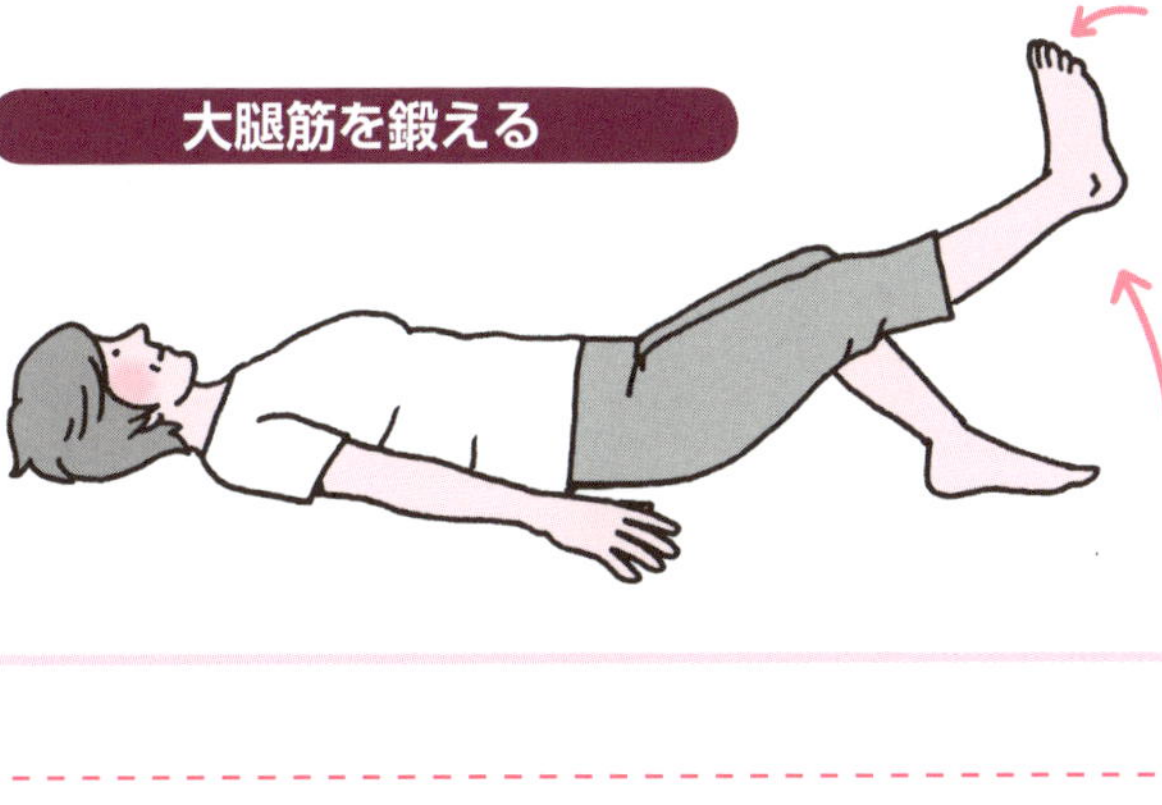

あお向けに寝て、片方の膝を立てる。反対側の脚を伸ばしたまま膝の高さまで上げ、足首を直角にして5～10秒間静止。10回ほど繰り返す。

ここが聞きたい

Q 痛みがおさまってきたら、腰痛体操の回数は減らしてよい？

A 筋力を維持するには、筋肉を使い続ける必要があります。再発予防のためには、ぜひ体操を続けてください。加齢に伴って変形した骨や椎間板《ついかんばん》は元に戻すことができませんが、筋肉は鍛えれば強くすることができます。腰痛を繰り返している人は、腰椎をサポートする筋肉を強化して、自前のコルセットを備えておくことが、最も効果的な再発予防法になります。

腰痛体操ばかりでなく、全身の健康のためにも、1日に1時間くらいを目標に、歩くことをお勧めします。

ブロック療法

激しい坐骨神経痛を止めて手術を回避できることもある

局所麻酔薬の注射で痛みの伝達を遮断する

抜歯をするときなどの麻酔に利用されている**局所麻酔薬**を注射して、神経を麻痺《まひ》させ、痛みの伝達を遮断、すなわちブロックしてしまうのが**ブロック療法**です。

知覚神経やその周辺に局所麻酔薬を注入すると、知覚神経から脳に発信される痛みのシグナルが遮断されます。あわせて、交感神経や運動神経も遮断されて、血管や筋肉の緊張がやわらぎ、血行がよくなります。

これにより、急性の激しい痛みがあったり、鎮痛薬を使って抑えられない強い痛みがあるときに有効な場合があります。

しばしば局所麻酔薬とあわせて、炎症を抑える**ステロイド薬**が用いられ、一時的に痛みが消えるだけでなく、周囲の炎症が鎮まって、そのまま痛みがおさまることもあります。有効な場合には、この治療によって手術を回避できることもあります。

ブロック療法は、病院の外来で行うことができ、すぐに効き目が現れます。腰痛・坐骨神経痛《ざこつしんけいつう》の治療では

知って
おきたい

ブロック療法を受けられない人、注意を要する人

腫瘍《しゅよう》や炎症（特に、脊椎炎《せきついえん》、髄膜炎《ずいまくえん》など）のある人には、ブロック療法は行いません。針を刺すため、免疫の異常やコントロールの悪い糖尿病があるなど、感染のリスクが高い人にも慎重に検討します。

抗凝固薬を使っている人、抜歯の際の麻酔薬でアレルギーが出たことのある人などは事前に相談してください。

主に硬膜外《こうまくがい》ブロックと神経根《しんけいこん》ブロックが行われます。特に、椎間板《ついかんばん》ヘルニアや脊柱管狭窄症《せきちゅうかんきょうさくしょう》などで強い坐骨神経痛があるときに有効です。

●硬膜外ブロック

脊柱管内の脊髄《せきずい》や馬尾《ばび》を覆っている硬膜の周囲の隙間（硬膜外腔《くう》）に局所麻酔薬を注入する方法が硬膜外ブロックです。あわせてステロイド薬が使われることもあります。

椎間板ヘルニアや脊柱管狭窄症などの、馬尾または神経根の障害で強い痛みがある患者さんに行われます。痛みの起きている部位によって、腰《よう》椎《つい》の患部あるいは仙骨《せんこつ》部に注射します（下図）。

脊柱管内の硬膜外腔に薬が入るため、神経の通り道に沿った比較的広い範囲に作用し、症状を起こしてい

主なブロック療法

硬膜外ブロック

「腰椎硬膜外ブロック」では、患者さんが横向きに寝た姿勢で、正中の棘突《きょくとっ》起《き》の間あるいは少し外側から注射針を入れて、硬膜外に薬を注入する。

「仙骨硬膜外ブロック」は、患者さんがうつ伏せになり、骨盤の下に枕を入れてお尻をやや高くした姿勢をとり、尾骨《びこつ》のすぐ上の仙骨裂孔《れっこう》から針を入れて薬を注入する。

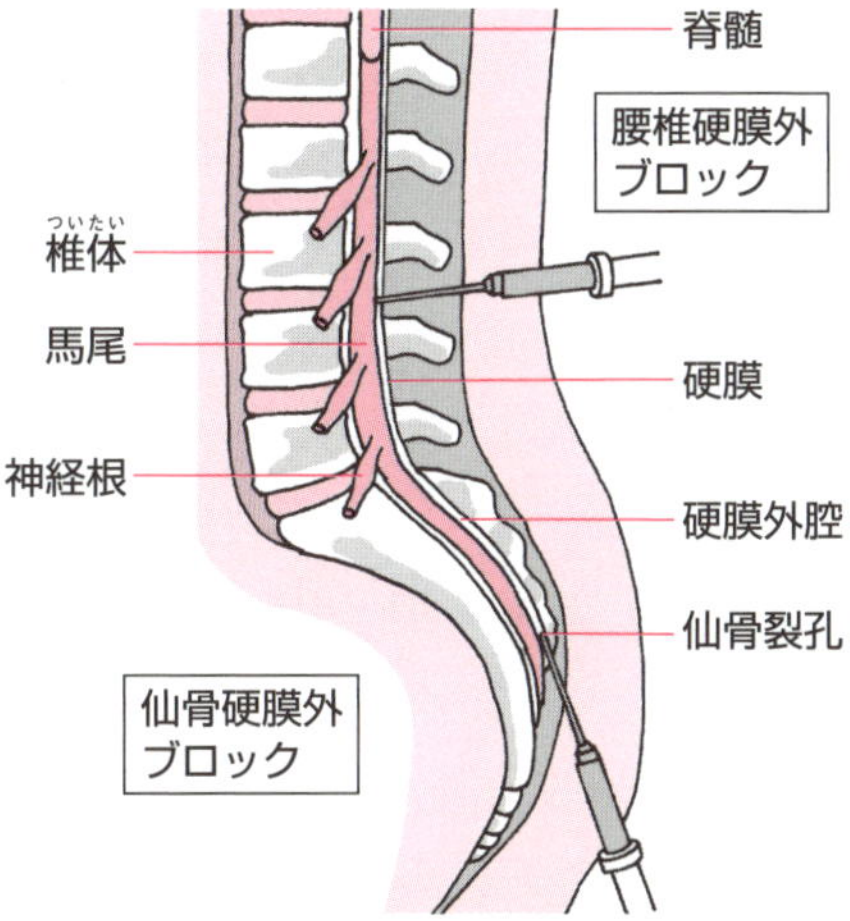

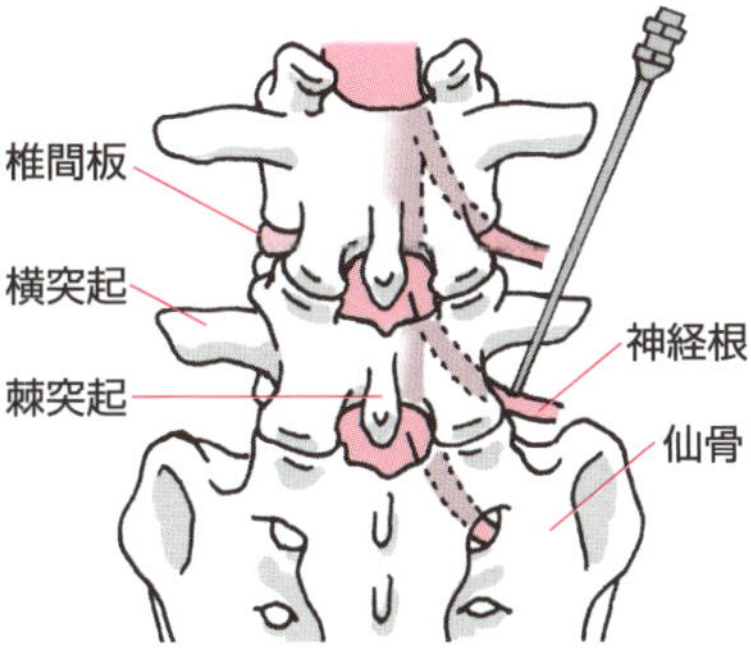

神経根ブロック

患者さんはうつ伏せで腰椎の曲がりを小さくした姿勢をとり、医師がエックス線で透視して位置を確かめながら、神経根に直接注射針を刺す。神経根造影とあわせて行われることもある。

る神経根がはっきり特定できない場合にも行うことができます。

●神経根ブロック

硬膜から脊柱管の外側に出た神経根の1本を選び、直接局所麻酔薬を注射する方法です。患者さんはうつ伏せになった姿勢で、医師がエックス線で位置を確認しながら、神経根に注射針を刺します。この神経根の障害によって症状が起きていた場合は、針を刺したときに症状と同じ部位に痛みが誘発され、局所麻酔薬を注入するとそれが消えます。

神経根の障害と症状との関係が確かめられることから、しばしば**検査と治療を兼ねて**行われます。選ぶ神経根を正確にとらえ、また神経根の圧迫状態を調べるために造影剤を使って行う場合もあります。

●その他のブロック療法

エックス線で確認しながら椎間関《ついかんかん》節《せつ》に局所麻酔薬を注入する**椎間関節ブロック**や、痛みのある部位に直接注射する**局所ブロック**などが行われることもあります。

効果がないときには漫然と繰り返さない

ブロック療法は保存療法のなかで最も強力な鎮痛効果が期待できる治療法で、有効な場合には劇的によくなることもあります。ただ、効果には個人差があり、全く効かない場合もあります。効果のない人が治療を繰り返しても意味がありません。

何度かブロック療法を行っても強い痛みがとれそうにない場合は、手術を検討することになります。

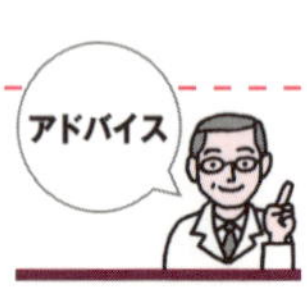

ブロック療法に伴うリスクも知っておく

ブロック療法は神経やその周囲に注射で薬を使う治療法なので、まれとはいえ合併症が起こる可能性があります。感染や出血を引き起こしたり、針によって神経や組織を傷つけたりするリスクがあります。また、硬膜外ブロックでは急な血圧低下が起きたり、治療に使う局所麻酔薬や造影剤でアレルギー症状が出る人もいます。

治療後は運動神経も麻痺《まひ》して一時的に脚に力が入らなくなることもあるのでしばらく安静にし、当日の入浴は避けます。

ブロック療法にはどのくらいの効果がある？

ここが聞きたい

Q 整形外科で受けた〝痛み止めの注射〟もブロック療法？

A 押すと痛いところ（トリガーポイント）に局所麻酔薬を注射する「局所ブロック」でしょう。筋肉の緊張をやわらげて血流を改善することで、筋肉の痛みをとるとされています。普通の注射と同様に簡単に行えることから、腰痛に対して、整形外科の外来では広く行われています。ただ、基本的に効果は一時的で、慢性痛は数日でまた現れます。

Q 腰のブロック注射で脚のしびれもとれる？

A ブロック療法は基本的に痛みをとるための治療で、坐骨神経痛には最も効果が高く、腰痛にも効くことがありますが、しびれは少し楽になることはあっても、とるのはなかなか難しいでしょう。すでに間欠跛行《かんけつはこう》がひどくなっていたり、排尿・排便障害が出ているような場合は、ブロック療法の効果は期待できず、行っても意味がありません。

Q 神経ブロックを受けると痛みがとれますが、すぐまた痛くなってしまいます

A なかには1～2回の治療で痛みがなくなる人もいますが、何度も繰り返すことになる人も少なくありません。効果はみられるがまたぶり返してしまうという場合は、一般に1週間に1～2回ずつ、5～6回まで続けてみることが多いでしょう。何度か続けているうちに、だんだんおさまってくる人もいます。

ただし、1～2回やっても全く効果がない人は、別の方法を考えるべきでしょう。

Q ブロック療法で手術を避けられるかどうかの目安は？

A 加齢性の腰椎の病気による腰痛・下肢痛で神経根ブロックの有効性を調べた研究では、治療後、効果が24時間以上持続した人では、手術を回避できる可能性が高いとしています。一方、24時間以内に症状がぶり返した人ではほとんどが手術が必要になっており、こうした人は神経根ブロックを繰り返しても、効果は期待できないと考えられます。

また、脊柱管狭窄症とヘルニアの合併、椎間孔に脱出したヘルニアなどでは、神経根ブロックの効果が得られにくいとされています。

ペインクリニックでの治療

痛みに対する治療を専門的に行う

「ペインクリニック」とは、痛みに対する治療を専門とする診療科で、主にブロック療法や薬物療法などを行っています。基本的に、麻酔科医が中心となって診療にあたります。東洋医学的な方法や、理学療法、心理療法などを取り入れているところもあります。近年、病院に専門外来が設けられたり、開業のペインクリニックも出てきています。

　がんの治療でいえば、がんそのものに対する治療は、胃がんなら消化器の、肺がんなら呼吸器の診療科が中心になって行い、オピオイド（麻薬性鎮痛薬）を使った疼痛《とうつう》コントロールをペインクリニックが担うというような連携が行われています。部位を問わず、全身のさまざまな痛みが診療の対象となり、腰痛や坐骨神経痛《ざこつしんけいつう》などの運動器の痛みも対象となっています。

まず診断を受けたうえでつらい痛みをコントロール

椎間板《ついかんばん》ヘルニアなどで痛みは強くても、ただちに手術が必要という病状でないということであれば、ブロック療法などで痛みを抑えながら、自然消失を期待して経過をみることが考えられます。また、検査では手術の対象になる器質的な問題はないのに、強い腰痛がある「非特異性腰痛」でも、痛み止めの注射は効く人がいます。そういうときには近所のペインクリニックを紹介してもらい、そこで痛みを抑える治療を続けるというのもよいでしょう。

　最近では、一般的な痛み止めの薬で抑えられない慢性疼痛にオピオイドを使えるようになり、腰痛などに使われるケースも増えています。そういう薬を使う場合は、やはり一度、麻酔科医に相談したほうが安心でしょう。

　ただし、痛みを早くとりたいからと、いきなりペインクリニックで痛み止めの注射をしてもらえばよいというものではありません。腰や脚が痛くなったら、原因となる病気が何かあるのか、まずは検査を受けて確認していただきたいと思います。その結果、器質的な病気によるものでないと診断されれば、あとは痛みを上手にコントロールしていけばよいことになります。

第5章

手術を考えるとき、受けるとき

腰痛・坐骨神経痛の治療では、基本的にまず保存療法が行われますが、効果がなかったり、症状が重く生活に支障があるようなら「手術」という選択肢が出てきます。手術を検討するときに知っておきたいことを詳しく解説します。

どうなったら手術が必要か

ほとんどは患者さん自身がどれだけ困っているかで決まる

排尿障害や麻痺が出たら絶対に手術が必要

腰痛や坐骨神経痛《ざこつしんけいつう》で受診すれば、通常、まずは保存療法を行います。多くの場合はそれで症状が改善できます。しかし、薬物療法や理学療法を続けても、ブロック療法を試みても効果がなければ、手術を考えることになります。背骨の手術はいわば最後の手段です。

原因のほとんどを占める腰椎《ようつい》の加齢性（変性）疾患は、直接命にかかわる病気ではありません。医学的な観点から手術が絶対に必要とされるのは、排尿・排便の障害、脚の筋力低下や麻痺《まひ》を示す所見がある場合です。これは**放っておくと回復が望めなくなる**ため、早い段階での手術が必要です。特に腰椎椎間板《ついかんばん》ヘルニアで急激に排尿・排便の障害が現れた場合は急を要します。

症状による生活の支障は患者さんによって違う

ただし、手術が絶対に必要と医師が強く勧めるケースは実際には多くはありません。ほとんどの場合、手

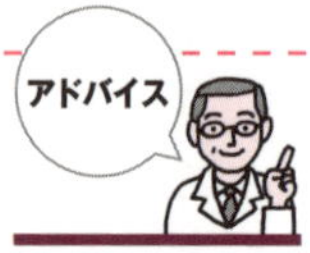

自分にいちばん合った治療法を選ぶために

同じような症状があっても、何がつらいか、どのくらい生活の支障になっているかは人によって違います。手術のような重大な選択に患者さんの自己決定を求めるのは、その人にいちばん合った治療をするためです。

それには患者さん自身が自分の感じ方、考え方を伝えることが欠かせません。困っていることと、取り戻したい生活など、医師に具体的に伝えてください。

術の必要性は、**起きている症状で患者さん自身がどれだけ不自由しているか**が決め手になります。

症状が患者さんの生活にどの程度の支障になるかは、ふだんの生活や考え方、価値観で違ってきます。

働きざかりの人では、痛みのために仕事に支障をきたす、長く仕事を休んでいられない、といった社会的な理由から、多くは早く治すための手段として手術を選択しています。

高齢者の場合は、たとえば腰部脊《ようぶせき》柱管狭窄症《ちゅうかんきょうさくしょう》で間欠跛行《かんけつはこう》が現れた患者さんでも、近所への買い物に行ければ困らないという人と、ゴルフや旅行など、体を動かす趣味を続けたいという人とでは、手術の必要性や行うタイミングが大きく異なります。

歩ける距離が何m以下になれば手術が必要と一概に決められるものではありません。たとえ歩ける距離が短くなっても、休み休み歩けば困らないのなら手術は必要ありません。一方、やりたいことができなくなったら手術を検討するタイミングといえるでしょう。

どうなったら手術が必要かは、まさに患者さん次第なのです。

手術選択の基本方針

排尿・排便の異常が起こった

→ 早急に手術

脚の筋力低下や麻痺が出てきた

→ 早めに手術を検討

●症状が強くて仕事ができない
●日常の生活動作に不自由がある
●やりたいことができなくなった

→ 本人の希望に合わせて手術を検討

症状が急速に進んでいるときほど、手術のタイミングも急ぐ必要がある。

手術の効果にも限界があり、伴うリスクもある

とかく患者さんは、手術を受ければすべての悩みが解消されるようなイメージをもちがちですが、手術はけっして万能の治療法ではありません。手術を検討する際には、その手術によって**治りやすい症状、治りにくい症状**なども知っておく必要があるでしょう。

腰椎の病気の手術では、一般に痛みは比較的とれやすく、脊柱管狭窄症の間欠跛行も大抵改善します。しかし、脚のしびれやこむら返りは手術をしても残りやすいものです。すでに神経が傷んで元に戻らない変化が起きてしまっていたら、手術をしても治すことはできません。

また、手術には常にリスクが伴い、まれとはいえ命にかかわる合併症が起きたり、後遺症が残ったりすることもありえます。手術を検討する際には、**手術によるメリットと手術に伴うリスクをはかりにかけて考える**必要があります。

どういう手術を行うかは医師によって方針の異なる点もあり、実際の手術法にも医療機関や医師により違いがあります。どういう方法が適するかは、患者さん自身の希望や考え方によっても違ってきます。

手術を勧められたら、詳しく説明を聞いて、不明な点を残さないように確認しましょう。少しでも疑問や不安があれば、セカンドオピニオンを求めるなどして、納得したうえで決断するようにしてください。

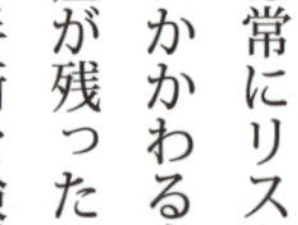

手術を決める前に医師に確認しておくこと

納得のいく選択をするために、手術を検討するときには、医師に次のような点を確認して、よく相談してください。

- ●手術をしないとどうなるのか（保存療法での改善の可能性）
- ●手術方法は
- ●手術による改善の見込みは
- ●手術をしても改善しない可能性は
- ●どのような合併症の可能性があるのか
- ●ほかの手術法もあるのか
- ●手術後の生活は

ここが聞きたい

手術を受けるべきかどうか迷うとき

Q 医師から「治すには手術するしかない」といわれました。手術を受ければ治るということ？

A その医師は保存療法の限界を伝えているのだと思いますが、手術もまた、受ければ100％治るというものではありません。手術の限界も知ったうえで治療法を選ぶ必要があります。

今は手術については、その病院の実績から合併症の発生率まで、患者さんに具体的な情報を伝える時代になっています。患者さんも、手術をすれば100％治るはずという考え方は捨て、「どのくらい治るのか」を探るべきだろうと思います。

かかりつけの医師から手術の一般的な説明を聞いたら、手術を受けられる病院を紹介してもらい、具体的な点については実際に手術を行っている医師に聞いてみるとよいでしょう。

Q 手術を受けるなら、早いうちのほうがよく治るの？

A 神経が傷んで変性してから手術で圧迫を取り除いても、神経が元のように戻るわけではありません。やはり症状が出てからの期間が長い人は、手術をしても治りにくい傾向があります。

早く手術をしたほうがよく治ると一概にはいえませんが、治りやすいのは間違いありません。

手術を受けるつもりがあるなら、あまり我慢をしすぎず、治るタイミングを逃さないよう、手術の時期を考えたほうがよいと思います。

Q 医師から「手術が希望ならやります」といわれました。必要ないということ？

A 神経の麻痺が生じているなど、医学的に手術の絶対適応とされる状態であれば、医師は必要性を説いて手術を勧めます。しかし、症状が痛みの場合、それがどの程度のものかは患者さん自身にしかわかりません。痛みがつらくて、いろいろな治療をしてもどうしてもとれないなら、手術を選ぶこともできますが、その場合は「患者さんの希望なら」ということになるでしょう。

症状が痛みだけの場合は、手術の対象となる腰椎以外の要因がからんでいる可能性もあるので、よく相談して、納得したうえで選択してください。

背骨の手術とは

●症状が起こる原因となっている骨や椎間板などに対して行う

神経への圧迫をとる「除圧術」が基本

腰痛や坐骨神経痛《ざこつしんけいつう》などの腰椎《ようつい》の病気による症状は、骨や椎間板《ついかんばん》などに生じた変化によって、そこを通る神経が圧迫されることで起こっています。そのため、症状を改善するための手術では、神経を圧迫している原因を取り除く**除圧術**が基本になります(p114)。大抵は背側から手術を行い、圧迫の原因となっている骨や椎間板、靭帯《じんたい》などを切除します。

手術の方法には、切開して行う従来の開放手術のほか、最近では、より体に負担の少ない**低侵襲《ていしんしゅう》手術**として、顕微鏡下手術や内視鏡下手術も増えています(p117)。内視鏡下手術は主に腰椎椎間板ヘルニアに対して行われています。

内視鏡下手術も、神経への圧迫を取り除くという治療目的は同じですが、切開が小さいだけでなく、筋肉の損傷も少ないため、痛みも早くとれ、回復が早いのがメリットです。特に腰椎椎間板ヘルニアは働きざかりに多いため、社会復帰が早いのは治療選択にもかかわってきます。

アドバイス

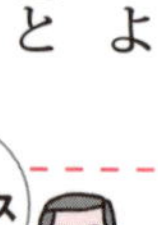

背骨の手術の専門医を探したいときは

日本脊椎脊髄病《せきついせきずいびょう》学会では、背骨の病気の手術に関する知識と経験の豊富な医師として「脊椎脊髄外科指導医」の認定をしています。

学会のホームページで認定医の名簿が公開されているので、専門医を探したいときには参考になるでしょう。

●日本脊椎脊髄病学会ホームページ
http://www.jssr.gr.jp/

背骨が不安定な場合には「固定術」を加える

椎骨《ついこつ》がすべってずれていたり、動くとぐらついたりと、背骨が不安定になっている場合は、神経への圧迫を取り除いただけではまた症状が出てしまいます。こうした場合には、背骨の安定性を確保するために、除圧術に加えて、椎骨と椎骨間を固定する**固定術**を行うことがあります（p118）。場合によっては、背骨の曲がりやずれを正しい位置に戻す**整復**を行って固定します。

背骨の固定は、以前なら骨を移植してギプスや硬性コルセットなどで体の外側から固定し、骨が自然につくのを待つしかありませんでした。しかし、現在は、体内に金属製の器具を入れて骨を直接固定することで、手術後の安静期間が短くなって早期離床・早期退院が可能になり、軟性コルセットを使う程度で済みます。この器具の埋め込みを「インストゥルメンテーション」といいます。

固定器具には、従来のステンレス製のものから、最近ではチタン製が

腰椎の病気の手術

目的	手術
除圧 症状の原因となっている神経への圧迫を取り除く	神経根《しんけいこん》や馬尾《ばび》を圧迫している骨や椎間板、靭帯などを切除する
固定 異常な動きをしている不安定な脊椎を安定化させる	除圧後、不安定な部分の椎骨どうしを金属製の器具で固定し、骨移植をして癒合《ゆごう》させる。側弯症《そくわん》などで大きく変形したり、骨折などで損傷した脊椎を元に近い状態に戻す
整復 椎骨のずれやすべり、変形などを正常な状態に戻す	

除圧を基本に、神経を救うために必要であれば固定・整復を加えて行う。

多く使われるようになり、その後のＭＲＩ検査なども受けられるようになっています。固定には、器具とあわせて、患者さん自身の骨や人工骨などが用いられます。

骨粗鬆症《こつそしょうしょう》による圧迫骨折で手術を行うことは少ないのですが、最近は椎体《ついたい》を整復する**椎体形成術**《けいせいじゅつ》も行われています（p120）。

手術に伴うリスクも知っておく

手術を考える際には、手術に伴うリスクについても知っておく必要があります。背骨の手術でも、まれに神経を傷つけて神経障害が起きたり、内出血した血液がたまって血腫《けっしゅ》ができたり、神経を包んでいる硬膜《こうまく》を傷つけて中の髄液《ずいえき》がもれたりという**合併症**が起こる可能性があります。

また、背骨に限らず外科手術で注意を要するのが感染症で、特に糖尿病などがあるとリスクが高くなります。手術の直後に起こるもののほか、金属性の器具を入れた人では数か月たってから起こることもあります。

こうした合併症により、ときに再手術が必要になる例もあります。

手術による合併症・後遺症

- **神経の損傷**…筋力低下、感覚障害、馬尾の損傷では排尿・排便障害
- **血腫**…内出血した血液がたまってかたまりになる。この血腫により神経が障害されて麻痺《まひ》を生じることもある
- **硬膜の損傷**…神経を包んでいる膜が傷ついて髄液がもれることもある（内視鏡下手術の合併症に多い）
- **感染症**…手術後数日で起こる早期感染、数週間以降に起こる遅発性感染がある
- **深部静脈血栓《けっせん》症**…骨盤から脚の静脈内に血栓ができて、脚のむくみや痛み、肺血栓塞栓《そくせん》症を起こす
- **新たな痛みの発生**

〈固定術を加えた場合〉

- **偽関節《ぎかんせつ》**…固定した骨が癒合しない
- **固定器具の破損や不具合**
- **隣接椎間障害**…固定した上の椎間板が傷みやすい

ここが聞きたい

背骨の手術で気になること、心配なこと

Q 高齢でも脊柱管狭窄症の手術は可能？ 何歳くらいまで受けられる？

A もともと脊柱管狭窄症《せきちゅうかんきょうさくしょう》は高齢者に多い病気です。手術に耐えられる体力があり、心臓病などの重い内臓の病気がなければ、90歳代の患者さんに手術をすることもあります。手術が可能かどうかは、年齢よりも全身的な健康状態次第といえます。

それと、実際に手術をするかどうかを決める大きな要因は、本人の日常生活の活動度と意欲です。日ごろほとんど家の中で暮らしていて、500m歩けなくても困らないなら、たとえ可能であっても、そもそも手術する必要がありません。患者さん自身に「もっと歩けるようになりたい」という強い意欲があることが、手術を検討する第一の条件ともいえるでしょう。

Q 手術で金具を入れるのが心配。多少入院が長くなってもよければ金具を入れずに済む？

A 金具を使って骨を固定するのは、単に入院期間を短縮するためではありません。固定術の目標は椎骨と椎骨をつないでひとつの骨のように癒合させることですが、金具による内部固定が行われるようになって、癒合率は上がっています。

骨が完全に癒合するまでには半年近くかかり、以前はギプスで体の外側から固定して2~3か月も寝ていなければなりませんでした。それでも骨がつかず、偽関節になる例も多かったのです。体に異物を入れることには弊害がないとはいえませんが、早く確実に治すというメリットのほうが大きいでしょう。

Q 手術を受けても再発することもある？

A 再発はありえます。椎間板ヘルニアでも残っている椎間板からまたヘルニアがとび出すことがあり、脊柱管狭窄症でも削ったところにまた骨ができてしまうことも、別のところに狭窄が起こることもあります。一般に、手術を受けた人の5~10%には再手術が必要になる可能性があるといわれています。

ただ、再発したからといって、すぐに再手術が必要というものではありません。まずは再度、保存療法を行って、その効果が得られなかった場合に再手術を検討します。

椎間板ヘルニアの手術

●背側からヘルニアを摘出するのが一般的

神経を圧迫している ヘルニアを取り除く

腰椎椎間板《ようついついかんばん》ヘルニアに対しては、従来、「ラブ法」と呼ばれる後方（背側）からの椎間板を切除する手術（後方椎間板切除術）が一般に行われています。

全身麻酔で、患者さんはうつ伏せの姿勢をとり、椎間板ヘルニアがある位置に合わせて背中の皮膚を5～10㎝ほど切開します。ヘルニアは大抵、腰椎の右側もしくは左側にとび出しているので、ヘルニアのある側の腰椎についている筋肉をはがします。椎弓《ついきゅう》の一部を削り取って神経の通り道に進入すると、椎間板に圧迫されている神経が見えます。これをていねいによけて、ヘルニアを摘出します。一般に、現にとび出している部分と、ヘルニアになりそうな椎間板の変性が進んだ部分をあわせて切除します。とび出している部分だけを摘出する手術や、再発を防ぐために椎間板を比較的広く切除する手術が行われることもあります。

手術時間は30分～1時間程度です。手術後は翌日から歩くことができ、

ここが聞きたい

Q 内視鏡下手術のほうがリスクは小さい？

A 切開が小さくて済む内視鏡下手術は、技術的には難しく、手術としてのリスクが小さいとはいえません。日本整形外科学会では技術をもつ医師の認定をしているので、できれば認定された医師の手術を受けるとよいでしょう。認定医名簿は学会のホームページで閲覧できます。

●日本整形外科学会ホームページ http://www.joa.or.jp/

（日本整形外科学会認定脊椎内視鏡下手術・技術認定医）

入院期間は1〜2週間です。デスクワークなら、通常、手術後2〜4週間たてば行えるようになります。

顕微鏡や内視鏡を使う低侵襲手術が増えている

椎間板ヘルニアの摘出手術では、近年、切開部が小さくて済み、患者さんの体へのダメージが少ない、顕微鏡や内視鏡を使った低侵襲《ていしんしゅう》手術が行われることが増えています（p117）。

顕微鏡下のヘルニア摘出術は、切開部が3cmほどとラブ法より小さく、そこから患部を顕微鏡で拡大して見ながら手術が行われます。手術の手技的には従来の方法に近いため、内視鏡下手術よりもこちらを選択する医師のほうが多く、治療成績も従来の手術と同等とされています。

ヘルニアを摘出して神経への圧迫を取り除く手術

後方椎間板切除術

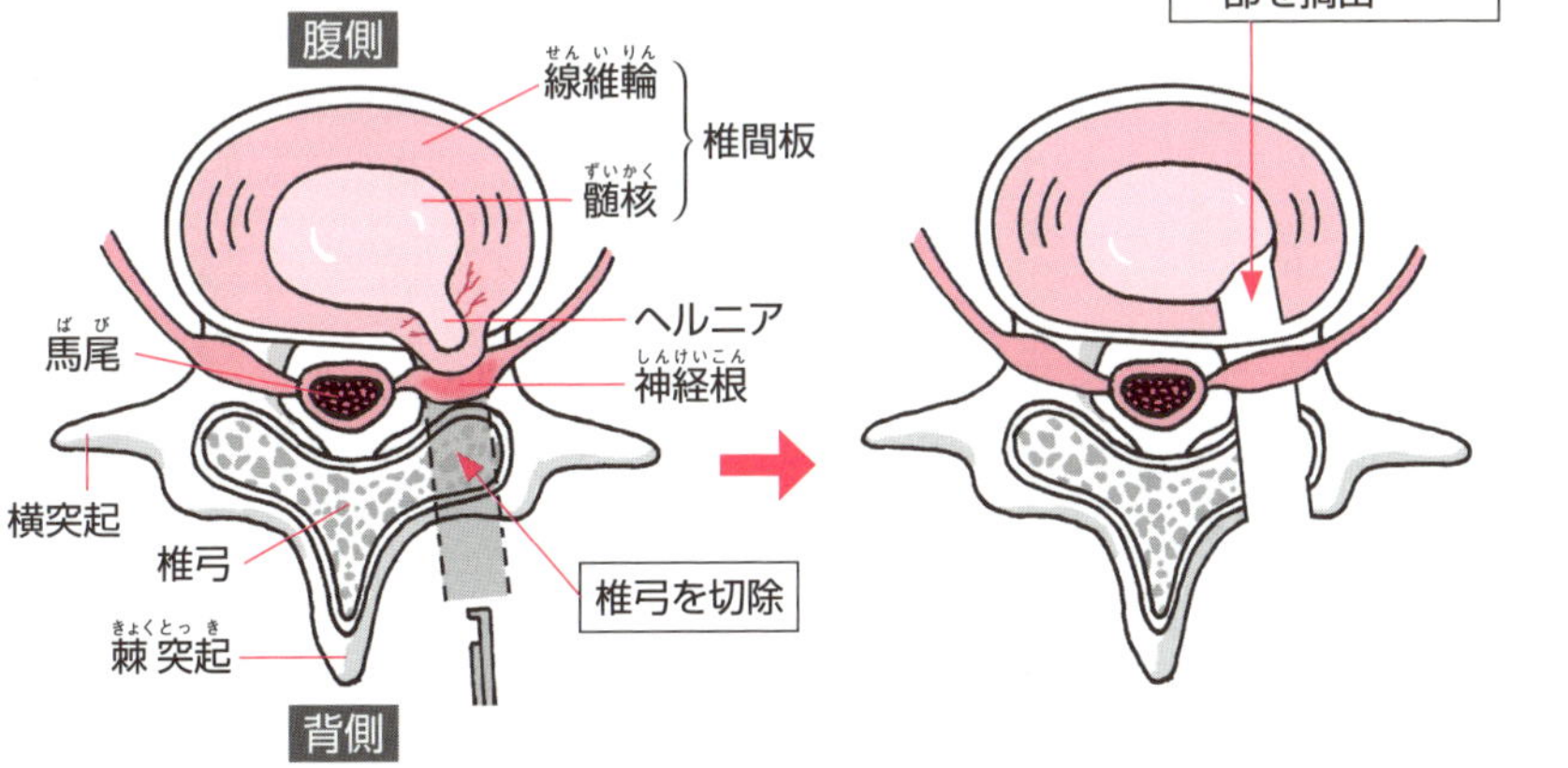

麻酔した後、ヘルニアがある位置の背中の皮膚を5〜10cmほど切開し、骨についた筋肉をはがして、ヘルニアに至る靭帯《じんたい》と椎弓の一部を切除する。

露出させた神経をよけながら、とび出したヘルニアと、今後ヘルニアになりそうな髄核の変性が進んだ部分を摘出する。

顕微鏡を使う手術の場合は、背中の皮膚を3cmほど切開し、筋肉を分けて患部に達し、視野を確保するための開創器（切開部を広げておく器具）を設置したうえで、患部を顕微鏡で拡大して見ながら、同様に靭帯と椎弓の部分切除後にヘルニアの摘出を行う。

脊柱管狭窄症の手術(1)――「除圧術」

椎弓を切除して、狭くなっている神経の通り道を広げる手術が一般的

神経の通り道を広げる椎弓切除術

神経の圧迫を取り除く除圧のための手術としては、脊柱管《せきちゅうかん》の後方（背側）の椎弓《ついきゅう》を切除して神経の通り道を広げる**椎弓切除術**が広く行われています。

腰椎《ようつい》の手術では、主に脊柱管狭窄《きょうさく》症《しょう》に対して行われます。椎骨《ついこつ》の一部を削り取ることで、狭くなっていた脊柱管を広げ、馬尾《ばび》や神経根《しんけいこん》への圧迫を取り除きます。

椎弓とは背骨の後ろの壁をつくっている部分です。椎弓切除術は、神経が圧迫されている部分の椎弓を状態に応じて、ある程度広く削り取る手術で、椎弓に加えて、棘突起《きょくとっき》と椎《つい》間関節《かんかんせつ》の一部も切除します。そのため、「広範囲椎弓切除術」とも呼ばれます。**最も確実に神経への圧迫を取り除く方法で、除圧範囲が広いのも**特徴です。

椎骨のなかでも、椎弓は削っても背骨の働きにほとんど影響を与えないとされています。ただし、椎弓を切除する際に棘突起についている筋肉を引きはがすことが多いのですが、

ここが聞きたい

Q 手術で骨を切り取っても背骨が弱くなったりしない？

A 背骨にかかる体の重さの約8割は、腹側の椎体《ついたい》によって支えられていて、手術で取るのは、背骨のなかで唯一、削ってもほとんど働きに影響を与えない椎弓です。ですから、椎弓切除術を受けても、背骨が体重を支えられなくなるような心配はありません。ただし、変性すべり症の場合は、椎弓を切除すると不安定になり、あわせて固定術が必要になることがあります。

脊柱管を広げて神経への圧迫を取り除く手術

椎弓切除術（腰部棘突起縦割式の例）

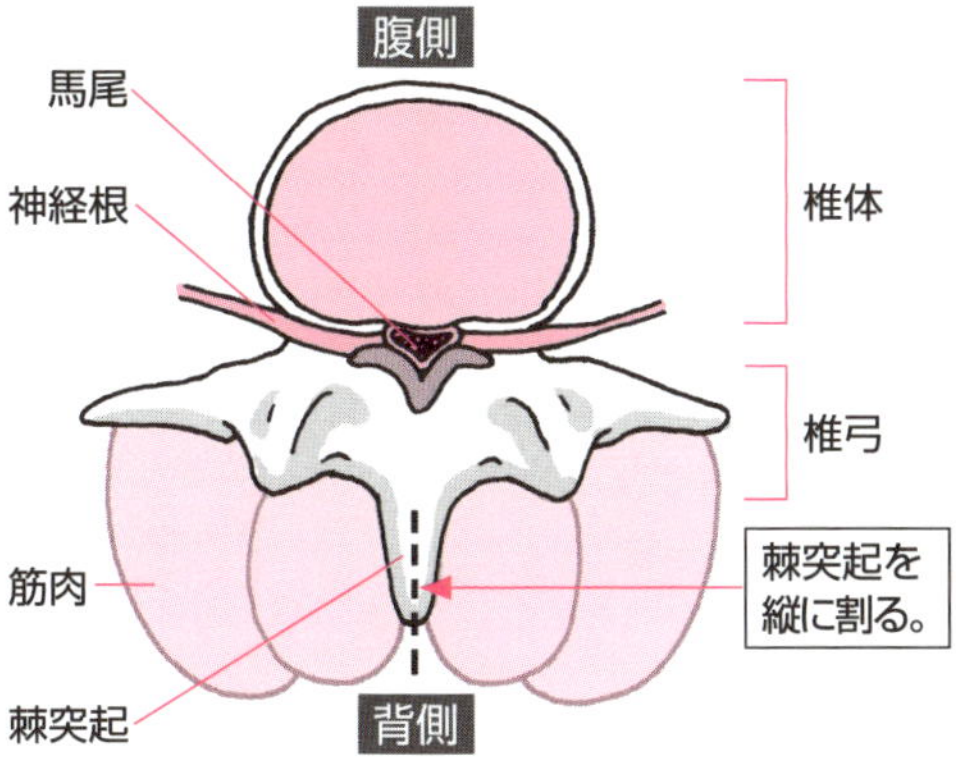

棘突起と椎弓の一部を縦に割り、骨についた筋肉をはがさずに、棘突起の割り目から器具を入れて椎弓を削って、神経の圧迫を取り除く。その後、割った骨を戻して、元のように縫合する。筋肉が温存されるため、手術後の痛みが軽減される。

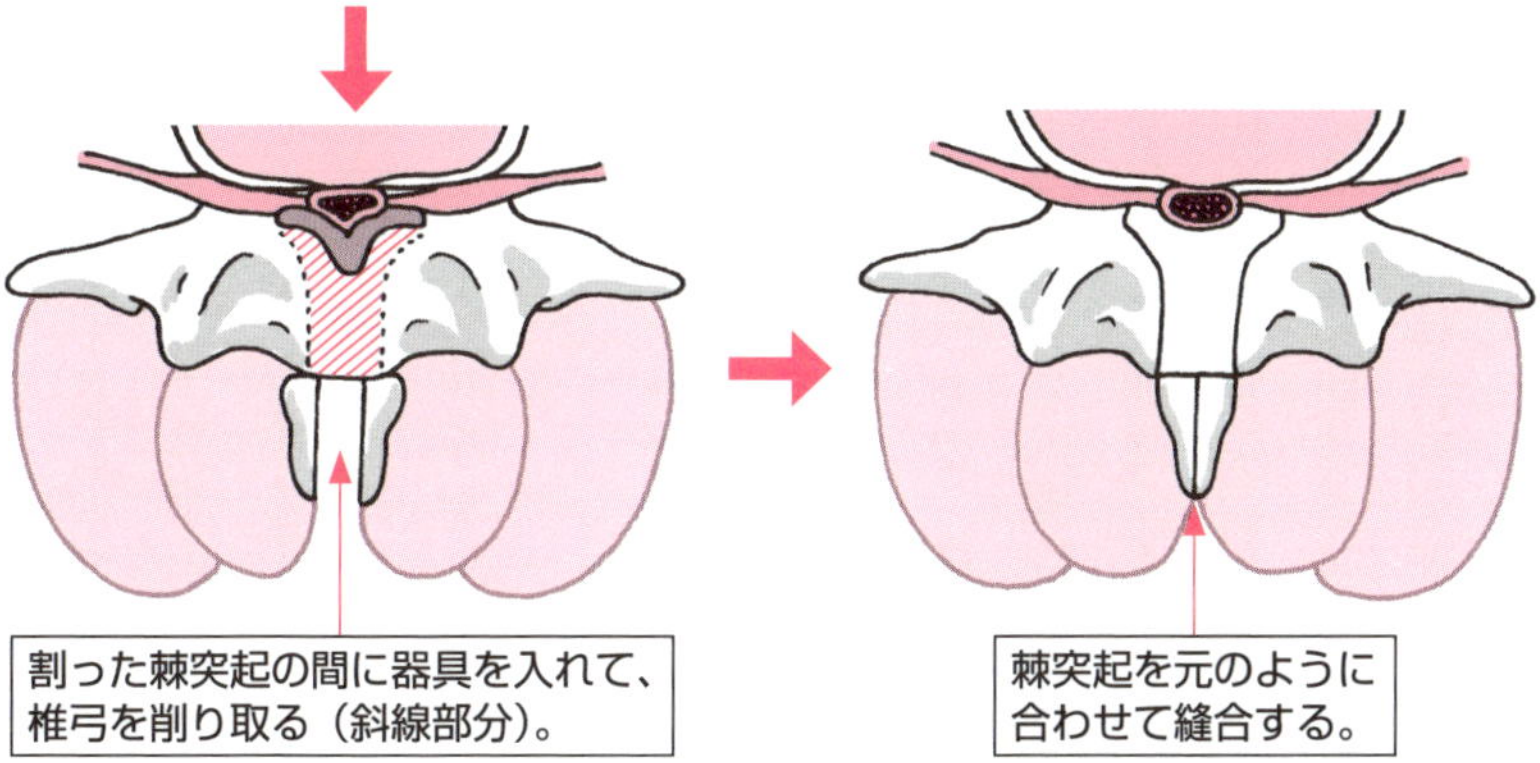

開窓術

背中側から、椎弓どうしをつないでいる黄色靭帯《おうしょくじんたい》と椎弓および椎間関節の一部に限定して、神経を圧迫している部分だけを取り除く。

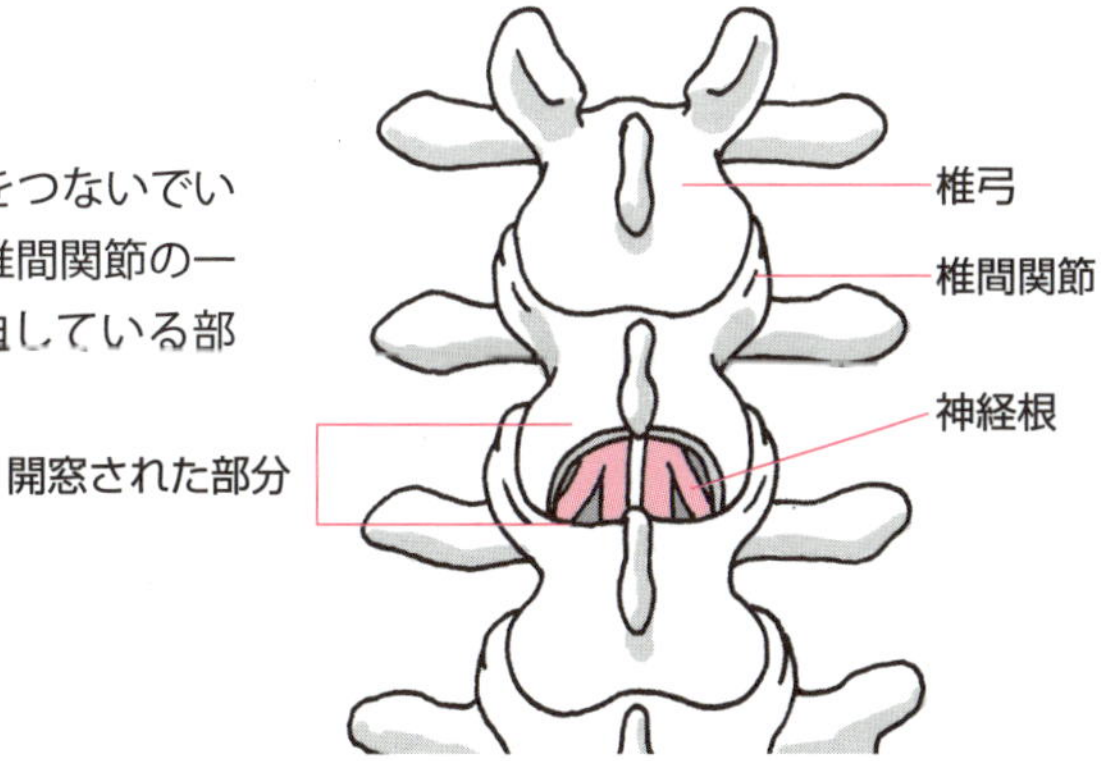

筋肉がダメージを受けて、腰に痛みが残ったりすることがあります。

そこで最近では、後ろの部分の棘突起や筋肉などをできるだけ温存して、手術後の不具合を少なくする方法として「**腰部棘突起縦割式**」による椎弓切除術なども行われています。この方法は棘突起についている筋肉、靭帯《じんたい》をはがさずに縦割りするので、**筋肉に与えるダメージが少なく済む**のがメリットです。手術後の痛みも従来の方法に比べて少なく、早期からのリハビリが可能になっています。

圧迫している部分だけを切除する「開窓術」

開窓術《かいそうじゅつ》は基本的には椎弓切除術と同じで、椎弓を切除して神経の圧迫を取り除くものですが、椎弓切除術が椎弓をある程度広い範囲で削り取るのに対し、こちらは**圧迫している部分だけを切除する**という方法です。

開窓術は脊柱管の狭窄の状態が軽かったり、狭窄している箇所が少ない場合に行われます。どちらの方法で行われるかは、患者さんの状態により決められます。

開窓術を行うと神経の通り道にちょうど窓が開いたような状態になるために、この名前があります。切除する部分が少ないので、椎弓切除術に比べて体に与える影響は小さくなります。ただし、切除が不十分だと神経が圧迫から解放されないため、執刀医には熟練が要求されます。

最近では、脊柱管狭窄症の手術にも、より小切開で済む顕微鏡下手術が取り入れられてきています。

トピックス

最先端治療はここまで進んでいる

ミリ単位の正確さが求められる背骨の手術で、最近、手術中に器具などの位置確認を可能にするナビゲーションシステムが登場し、「コンピュータ支援手術」と呼ばれて普及し始めています。医師が画面上で確認できるので、より正確かつ安全に手術を進めることができます。

また、損傷した組織の機能回復を目指す「移植・再生医療」も、臨床の場に近づいています。海外では、「人工椎間板」も実用化され、日本でも椎間板の移植・再生の臨床応用研究が始まっています。動物実験では、iPS細胞（人工多能性幹細胞）を使用した脊髄《せきずい》再生も報告されています。

増えている内視鏡下手術、顕微鏡下手術

メスを入れる手術は治療とはいえ体に損傷を与える「侵襲《しんしゅう》」であり、それができるだけ少ない「低侵襲手術」が目指されています。腰の椎間板《ついかんばん》ヘルニアや脊柱管狭窄症の手術で近年増えているのが内視鏡や顕微鏡を使った手術です。

●内視鏡下手術

内視鏡を使う手術には、2㎝弱の切開で行うMED（内視鏡下椎間板ヘルニア切除術）、8㎜ほどの切開で行うPED（経皮的内視鏡下椎間板ヘルニア摘出術）などがあります。最も小さな切開で済む手術法で、患者さんの体の負担軽減に貢献しています。PEDはまだ限られた医療機関でしか行われていませんが、MEDはすでに国内で10年以上の実績があり、標準的な方法となっています。

腰椎椎間板ヘルニアの内視鏡下手術

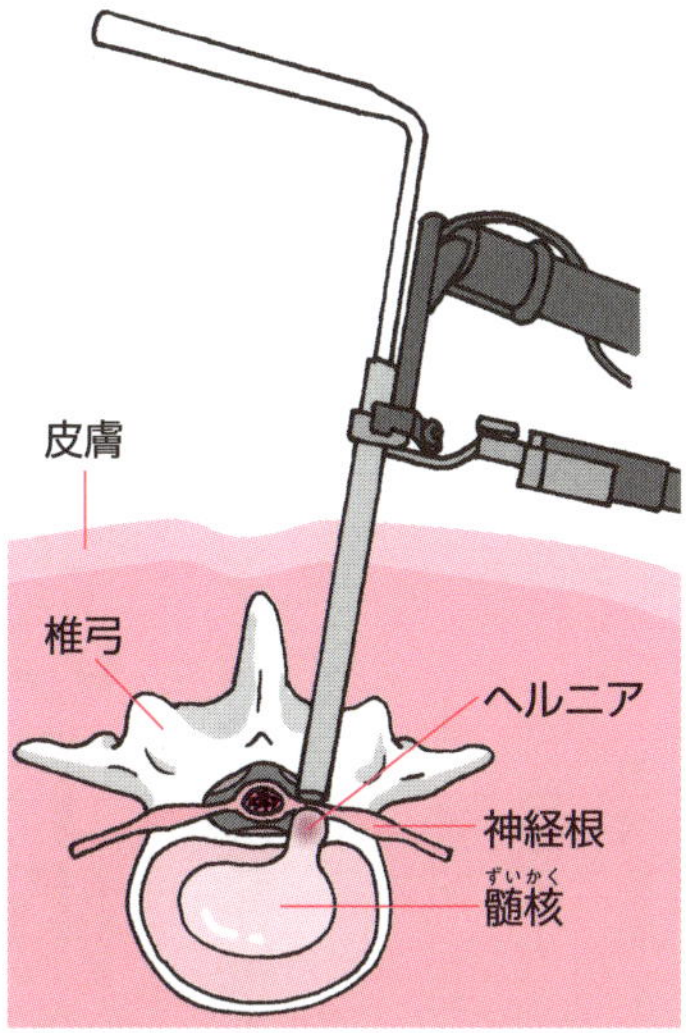

内視鏡下手術では、まず腰部に小さな切開を行います。筋肉を少し開いて筒を入れ、手術部分の間口を広げて、内視鏡、ドリル、鉗子《かんし》などの器具を通して作業が行われます。内視鏡を使うことで、医師は患部が明るく、見えやすい状態で手術を行うことができるようになりました。従来の手術法と比べて手術時間は長くなるものの、筋肉の損傷が少ないため手術後の痛みも少なく、入院期間も数日と短いのが特徴です。治療効果にも差がないとされています。

●顕微鏡下手術

切開は3㎝ほどと、内視鏡下手術よりやや大きくなるものの、医師は従来の方法と同じような手術手技を、顕微鏡で拡大した明るい視野で患部を詳しく見ながら行うことができます。

現在、椎間板ヘルニア摘出術や脊柱管狭窄症の椎弓切除術に広く取り入れられるようになっています。

脊柱管狭窄症の手術(2)――「固定術」

すべり症などに対して背骨の安定性を確保するために椎弓切除術のあとに行われる

不安定な椎骨を金具や骨で固定する

すべり症があって脊柱管狭窄症《せきちゅうかんきょうさくしょう》が起きているなど、背骨がずれたり不安定になったりしている場合には、椎弓《ついきゅう》を切除して神経の圧迫を取り除くだけでは、また症状が出てしまいかねません。このようなときには、除圧術のあとに、椎骨《ついこつ》を固定して安定性を確保する**脊椎《せきつい》固定術**を追加することがあります。

安定しない脊椎は、金具を使って固定し、椎間《ついかん》を動かないようにします。通常、あわせて骨移植をして癒《ゆ》合《ごう》させます。

すべり症や椎間板《ついかんばん》ヘルニアなどの腰椎《ようつい》変性疾患だけでなく、背骨の外傷や腫瘍《しゅよう》などにも行われます。

症状の改善度は高くなるが体の負担も大きくなる

脊椎固定術は、腹側から行う前方法（開腹手術）と、背側から行う後方法に大きく分けられますが、日本では後方法が広く行われています。

椎体《ついたい》と椎体の間（椎体間）をつなげて固定するのが**後方進入腰椎椎体**

ここが聞きたい

Q 背骨を金具で固定しても腰を曲げられる？

A 「腰を曲げる」という動作は、主に股関節《こかんせつ》が曲がることで成り立っています。腰椎を金具で固定すればそこは動きませんが、股関節は動きますから、腰が曲がらなくなることはありません。脊椎はもともと一か所での動きは大きくないものです。腰椎の一部に固定術を行うことで、日常生活の普通の動作が不自由になるということはまずないでしょう。

間固定術（ＰＬＩＦ）と呼ばれる手術です（下図）。当該部分の神経の**除圧**をしたのち、椎弓根《ついきゅうこん》に金具を入れて**固定**し、椎体間に人工骨や自家骨（本人の骨）による**骨移植**をします。骨移植には、最近では、チタン製などのケージと呼ばれる器具が使われるようになり、その中に椎弓切除の際に削った骨などを入れて移植します。ケージによって椎体間のスペースがしっかりと保たれ、骨のつきもよくなりました。

　固定術を加えると一般に除圧術だけの場合より症状の改善度は高くなりますが、手術時間が長くなり、患者さんの負担は大きくなります。また金具を使うことで、感染などの合併症の率が高くなったり、金具の不具合が生じたりする可能性もあります。

椎体と椎体を固定する手術

後方進入腰椎椎体間固定術

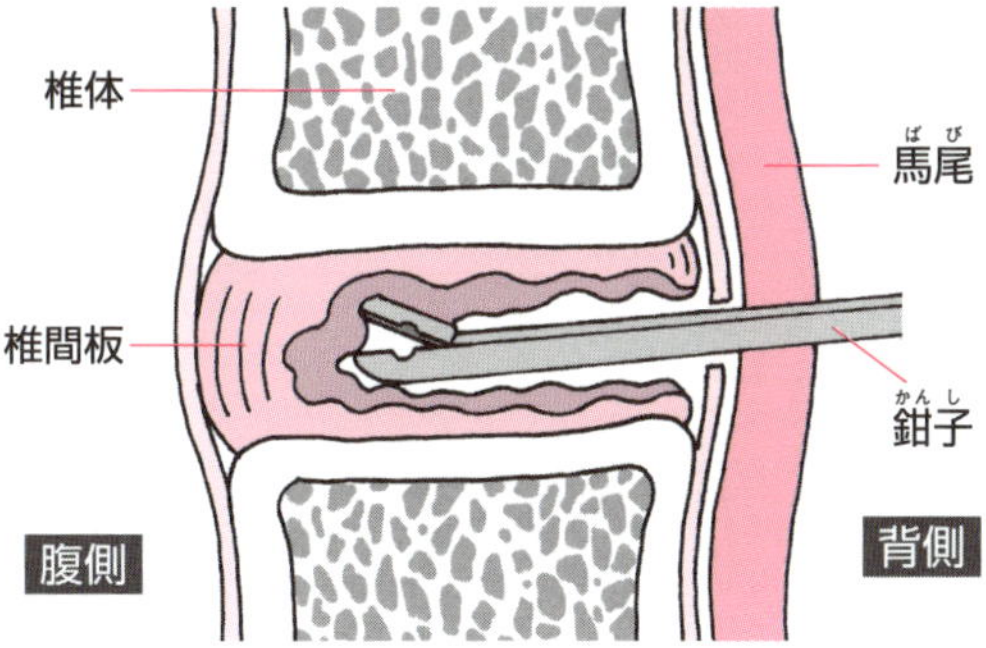

全身麻酔で背中を縦に切開し、椎弓の切除などによる除圧を行ったあと、固定する椎体と椎体の間の椎間板を、後方から神経をよけながら摘出する。

椎体と椎弓をつなぐ椎弓根に後方からスクリューを入れて固定し、椎間板があったところにケージ（チタン製など）を入れ、患者さん自身の骨（一般には椎弓切除の際に得られた骨）または人工骨を移植する。

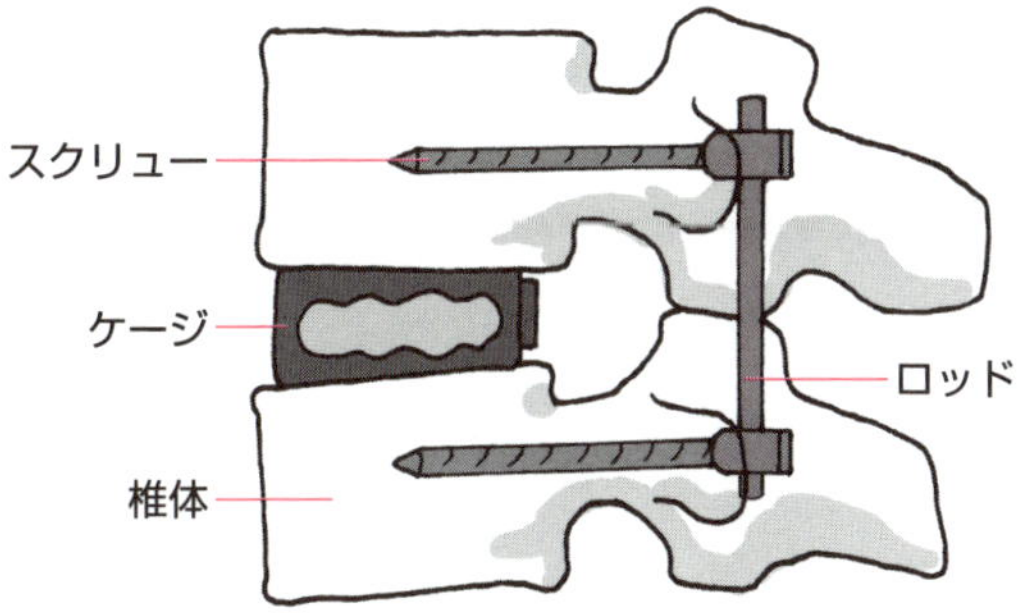

骨粗鬆症性椎体骨折の手術――「椎体形成術」

骨粗鬆症による背骨の骨折の新しい治療法

つぶれた椎体に骨セメントや人工骨を入れて整復する

骨粗鬆症《こつそしょうしょう》によって起こる背骨の椎《つい》体《たい》の圧迫骨折では、保存療法が原則ですが、骨が大きくつぶれて変形したり、折れた骨がしっかりつかずに偽関節《ぎかんせつ》が生じたりすると、強い痛みがとれないことがあります。

従来行われてきた脊椎《せきつい》の再建手術は大きな手術になることが多いのですが、最近、より体の負担が少ない方法として行われ始めたのが**椎体形成術《ついたいけいせいじゅつ》**です。椎体形成術では、つぶれた椎体に医療用の骨セメントを注入したり、あるいは人工骨を入れたりして椎体の変形を整復します。

左ページの図の例は、つぶれた椎体をバルーンで膨らませ、骨セメントを入れて固める方法です。従来、先進医療や自由診療で行われてきましたが、2011年から健康保険が適用されるようになっています。ただし、対象は保存療法の効果がなく、骨折した椎骨の数や状態などが適応とされる場合です。手術は全身麻酔でエックス線透視装置を使って行われ、実施できるのは特定の基準を満

ここが聞きたい

Q 圧迫骨折が起きてから時間がたっていても整復できる？

A 椎体が圧迫骨折を起こしてつぶれても、半年もすればつぶれた形で固まっています。

椎体形成術は、基本的には、つぶれた骨が固まる前に行うのが効果的な治療法でしょう。元気に暮らしていた高齢者が、転倒などでひとつの椎体がグシャッと大きくつぶれたようなとき、それをきっかけに動けなくなってしまうのを防げるなら、行う意味も大きいと思います。

たす医療機関や医師に限られます。

なお、治療で強度を増した椎体のために隣接の椎体に骨折が起こる傾向があり、また骨セメントを使う場合は、脊柱管《せきちゅうかん》や血管に入ってショックを起こすリスクもあります。

新しい治療法で、方法は医療機関によって異なる

この椎体形成術は新しい治療法で、手術法は医療機関によっても異なります。下の図の方法のほか、つぶれた椎体に筒状の器具を挿入して、人工骨（ハイドロキシアパタイトなど）を詰めていく方法などもあります。

いずれも後方よりの小手術で行えますが、神経の圧迫がある場合には適さず、どのケースでも適応となるわけではありません。

圧迫骨折による椎体の変形を整復する手術

椎体形成術（バルーンを用いた例）

手術は、全身麻酔で、うつ伏せの姿勢をとり、エックス線透視で患部を確認しながら行われる。つぶれた椎体の中へバルーンのついた針を挿入し、バルーンを膨らませて椎体を押し広げる。

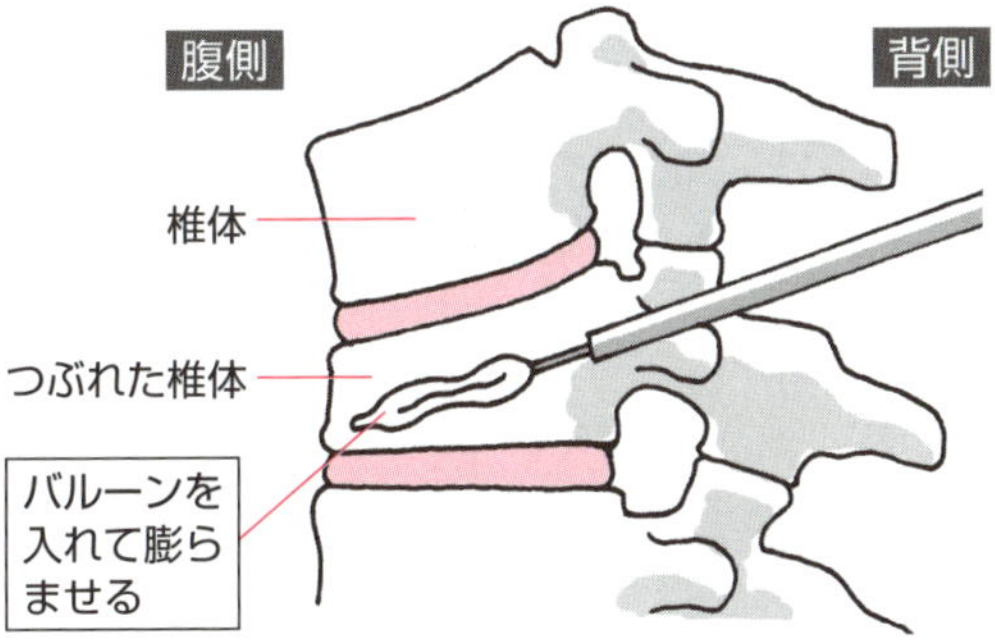

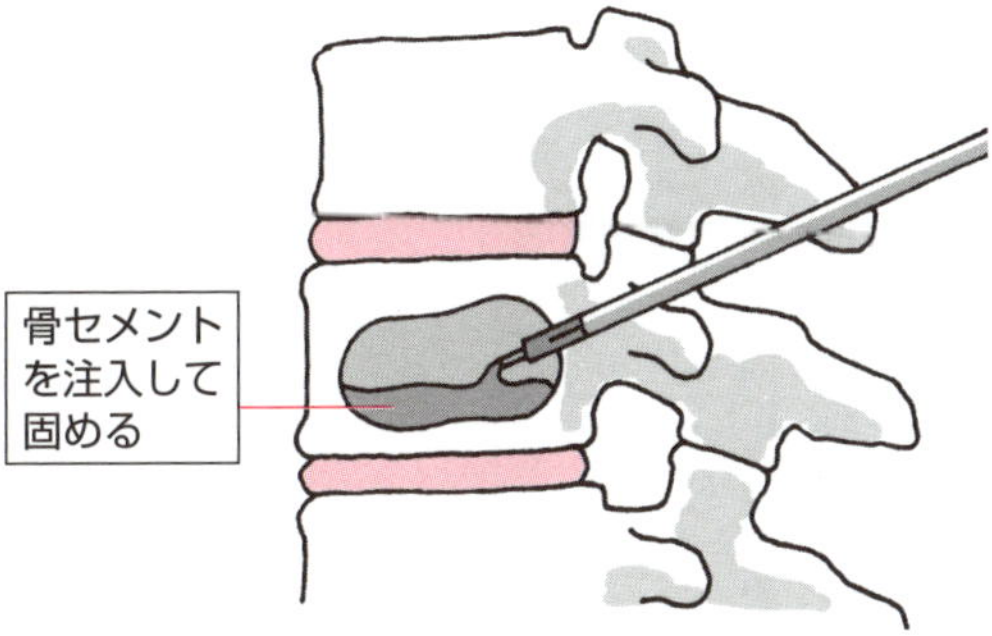

椎体からバルーンを抜き去ったあと、エックス線透視を行いながら、できたスペースに骨セメントを注入する。骨セメントは15分ほどで固まり、つぶれた椎体が元に近い形に整復される。

手術の準備からリハビリまで

自分の受ける治療の流れを知っておこう

手術前には合併症や全身状態を調べる検査を行う

手術を行う前には、患者さんの体が手術のできる状態か、手術に耐えられるかを調べる必要があります。それには、腰の異常のほかに、いま抱えている病気やその治療の状態、過去にかかった病気などについても正確な情報を把握しておかなければなりません。

こうした目的で手術前には血液検査や尿検査、肺機能検査、心電図などが外来で実施されます。異常が見つかればさらに詳しい検査が行われ、手術が可能かどうかが検討されます。腰部《ようぶ》脊柱管狭窄症《せきちゅうかんきょうさくしょう》など高齢者に多い病気では、重大な内科系の病気が発見されたりすることも珍しくなく、その場合、手術は延期されます。

入院したら治療計画書にそって治療が進められる

入院後にどんなスケジュールで手術を含む治療が行われ、退院に至るかは、医師から説明されますが、最近は、それを詳細にまとめた「治療計画書（クリニカルパス）」が患者さん

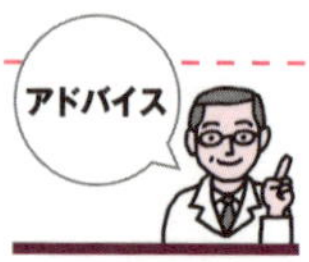

手術の説明を聞くときには

手術を行う前に医師は患者さん本人と家族に対し、病気の状態、手術の必要性や具体的な手術法、結果の予想とリスク、合併症、手術後の生活などを説明します。患者さんは何でも尋ねることができます。疑問や不安があれば必ず医師に伝えて解消しておきましょう。気になることはあらかじめメモにしておくとよいでしょう。

ラブ法手術・後方除圧術を受ける人の入院から退院までの予定（例）

●手術前から手術当日

	入院	手術前日	手術当日	
			手術室に行くまで	帰室後
目標	●筋力低下を予防するために痛みのない範囲でリハビリ ●手術に備え体調を整える			
活動	自由（痛みがある場合には杖や歩行器を使用）			ベッド上安静
リハビリ				
食事	一般食または治療食	21時以降飲食禁止	→ 点滴 →	→ →
清潔	自由（痛みに合わせて介助）	入浴・剃毛（腰背部）・爪切り マニキュア（手、足）は落とす		
排泄	自由（痛みに合わせて簡易トイレを使用）		浣腸	膀胱内に尿の管
くすり	使用している薬の確認		ふだんの内服薬は中止	抗生物質の点滴 鎮痛剤（坐薬・注射）を使用
検査	採血・心電図・胸部と脊椎のエックス線検査・肺機能検査など（外来で行っている場合もある）			手術直後の状況 ・指示があるまで酸素マスク使用（枕の使用と飲水は不可） ・傷口から余分な血液や体液を流すための管がついている ・足の裏に刺激を与えて血流を促す機械をつける
説明	入院時の説明 手術について医師から説明 麻酔説明外来 手術前練習（手術後をイメージするための練習） ・ベッド上の練習（食事摂取・洗面・排泄） ・体をねじらずに横向きになる練習	麻酔科医からの説明 ・手術承諾書 ・輸血の同意書、麻酔承諾書の提出	貴金属・指輪・入れ歯・コンタクトレンズ・眼鏡・ヘアピン・時計ははずす 術衣に着替え、車いすか、歩いて手術室へ	

●術後から退院まで

	手術後1日目	2日目	3日目	4日目	5日目	6日目	7日目	8日目	9日目	10日目	11日目	12日目
目標	●血栓等の合併症を予防 ●痛みを我慢せずにコントロール	●転倒しないよう安全にリハビリを進める ●看護師と相談しながら、日常生活のなかでできることを増やす										
活動	横向きになれる 体をねじらないよう気をつける	歩行器を使用して歩行練習を開始 歩行が安定したら自立（その間は看護師とともに練習）										
食事	おならが出たら、お粥から食事開始	米飯へ										
清潔	状況に合わせて体を拭く → 洗面はベッド上 →				洗面は洗面所で	傷がぬれないようにテープで保護してシャワー						
排泄	膀胱に尿の管が入っている 排便はベッド上で	尿の管を抜く 夜間は日中の歩行状態（ふらつき・痛みの具合等）や睡眠薬の服用に応じてトイレ歩行またはベッド上排尿	排便がなければ緩下剤使用									
くすり	点滴 → 食事を半分以上食べられたら点滴は終了 抗生物質の点滴（帰室後12時間、24時間） 鎮痛剤：内服薬・坐薬・注射など 通常内服していた薬は食事開始とともに再開											
傷の管理	傷口に管が入っている →	管から出てくる液の量が減ったら管を抜く		傷の消毒				傷の消毒		抜糸		
検査	採血	採血、エックス線					採血					
その他	血栓予防のためフットポンプを装着	歩行を開始したら終了					退院療養計画書					

（資料：慶應義塾大学病院整形外科）

に渡されることが多くなっています。その一例を示しました（p123）。入院から退院に至るまでの治療は、この計画にそって進められます。それを見ると、患者さんも治療の流れや内容がわかりやすいでしょう。

●入院後の検査と準備

手術が可能であると判断されて治療が決まっても、手術の直前には再び全身の状態の検査があります。必要な検査の一部は入院前に外来でも行われます。また、手術前にはより詳細な情報を得るために造影剤を使用した神経の検査を行うことも多々あります。

手術の前日には、入浴と受ける手術に応じて簡単な処置が行われます。麻酔科医からの説明もあります。

手術当日は、朝から食事はとれません。ふだんのんでいる薬も中止します。

●手術後は

麻酔から覚めるまで回復室にとどまり、何か異変が起きたときにはその対応がなされます。体全体が安定するまで1～2時間はかかり、病室にはそれから戻ります。しばらくは麻酔が効いているので、完全に抜けるまでの間は、酸素マスクをつけることになります。

麻酔がとれると、手術による痛みがやってきますが、痛みが強いときには鎮痛薬が使われます。感染を予防するための抗菌薬なども点滴で投与されます。また、血栓《けっせん》による合併症を防ぐために、脚にフットポンプもつけられます。これは脚に刺激を与えて血流を促すもので、歩行を始

ここが聞きたい

Q 椎弓切除術を受けましたが、痛みがとれません

A 考えられる原因のひとつは、神経の圧迫を取り除ききれなかったということです。再度MRI検査などで調べて、原因がわかれば、再手術も考えられます。

もうひとつ考えられるのは、手術前にすでに神経がひどく傷んでいて、圧迫を取り除いても回復しなかったということです。この場合は残った症状に対する治療を行います。消炎鎮痛薬では効果が期待できないので、神経因性疼痛《とうつう》の薬やオピオイド（麻薬性鎮痛薬）、抗てんかん薬、抗うつ薬などが用いられます。

めれば不要になります。

離床までの日数は、手術の内容や患者さんの状態にもよりますが、一般的な除圧術であれば1~2日、固定術を加えた場合は2~3日程度が目安です。椎間板《ついかんばん》ヘルニアの内視鏡下手術なら手術当日のうちにベッドから起きられることもあります。

●リハビリテーション

ベッドから起きられるようになったら、歩行器を利用して歩行練習を始めます。最初は看護師が付き添いますが、歩行が安定すれば、自立歩行になります。

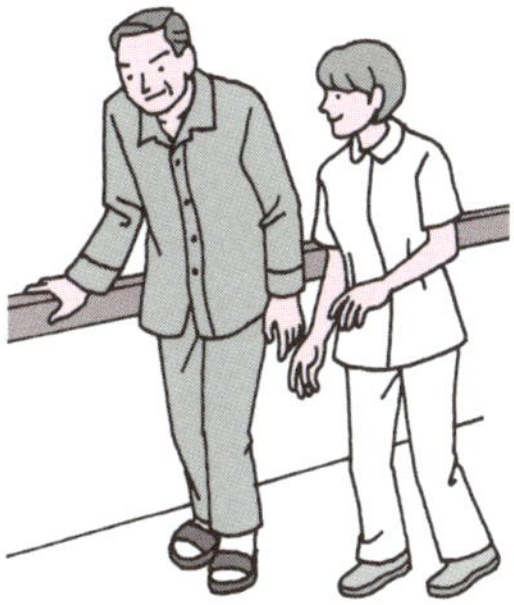

退院までの目安は、一般的な除圧術なら手術後7~10日、椎間板ヘルニアの内視鏡下手術なら数日です。

退院後の社会復帰や運動は主治医に確認して

退院したら、無理のない程度に徐々にふだんの生活に戻していきます。社会復帰は、普通のデスクワークであれば、椎間板ヘルニアの内視鏡手術で7~10日、脊柱管狭窄症の除圧術なら3~4週間ほどでできるようになります。腰が少し重く感じられるときには、コルセットを使うとよいでしょう。

運動ができるようになるには一般に3か月ほどがかかります。いつごろからどんな運動をしてよいかは、担当医に確認してください。

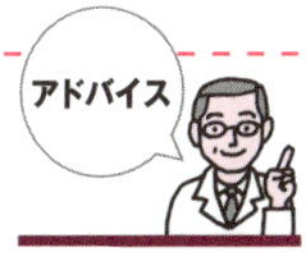

手術後は無理のない範囲で普通に暮らす

手術後は通常約3か月、コルセットをつけて過ごします。その間は定期的に、病院で検査を受けてください。退院後は特別にこれをしなければいけないという決まりごとはありません。無理のない程度に徐々に体を動かし、ふだんの生活をすればよいでしょう。

再発予防には、体重を増やさないようにし、弱った腹筋・背筋の強化に努めるとともに、腰に負担をかけない工夫を心がけてください（第6章）。

セカンドオピニオン

不安や迷いがあるときには違う医師の意見を聞いてみる

治療法などについて、主治医とは別の医師に意見を聞くのが「セカンドオピニオン」です。整形外科の病気でも、患者さん自身が治療を選択し、納得して治療を受けるために役立てることができます。

特に手術を考えるようなときには、さまざまな疑問が出てきたり、不安に思うこと、迷うことも多いでしょう。気になることがあれば、まずは主治医に話を聞いてみます。それでも解消されないときや、ほかの考え方もあるのか知りたいときは、そのままにしないで、ほかの医師の意見も求め、納得がいくまで情報を集めましょう。

主治医が気を悪くするのではないかと心配して、言い出しにくいという患者さんがいますが、遠慮は無用です。

これまでの検査結果を持って意見を聞きにいく

セカンドオピニオンでは、これまで主治医のもとで行った検査の結果や治療に関する情報などを持参して、第二の医師の意見を求めるのが原則です。セカンドオピニオンを求める医師を探したら、主治医に必要なものを用意してもらうように頼みます。

最近は、通常の診療とは別に「セカンドオピニオン外来」などを設けている医療機関も増えていますが、大抵は自由診療扱いで、予約制なので、事前に連絡して確認が必要です。

セカンドオピニオンを求めるには

1　まず主治医の説明や意見を聞く

診断や治療法について説明を聞き、主治医の考えを確認する。

2　セカンドオピニオンを求める医師を探す

大学病院などでは専門医による「セカンドオピニオン外来」を設けているところも増えている。必要な手続きや費用などを確認。

3　主治医に診療情報と検査データを出してもらう

主治医に紹介状（診療情報提供書）と、それまでに受けた検査の結果、検査画像などをそろえてもらう。

4　質問事項を整理してセカンドオピニオンを得る

診療情報や検査データを持参してセカンドオピニオンの医師に会い、話を聞く。質問は事前に整理しておく。

相談にいくときには、限られた時間のなかで確認したいことを聞きもらさないように、あらかじめ質問を整理したメモを用意しておきましょう。

両者の考えを聞いたうえでよく考え、納得できる選択をしてください。

第6章

痛みを出さない生活法

腰痛・坐骨神経痛が起こる背骨の病気では、整形外科でどのような治療を行うかを問わず、日常生活での自己管理が大切です。痛みを出さないための知恵を生活に取り入れ、悪化や再発の予防に役立ててください。

急な痛みが起きたときは

外出先なら「腰かける」、自宅なら「横になる」のがいちばん

突然の腰痛に襲われたら、まずは安静を保つ方法を考えます。

外出先なら、とりあえず腰かけられるところ、体を支えられるものを探しましょう。あわてて無理に動こうとして、身動きとれなくなる人もいます。移動するときは、物につかまりながらゆっくりと動きましょう。

家にいるときなら、横になるのがいちばんです。股関節《こかんせつ》と膝《ひざ》を曲げたほうが腰が楽になります。できれば硬めの布団やマットレスを敷き、いちばん痛みが出ない姿勢をとって横になりましょう。

外出先なら —— 体を休められるものを探して

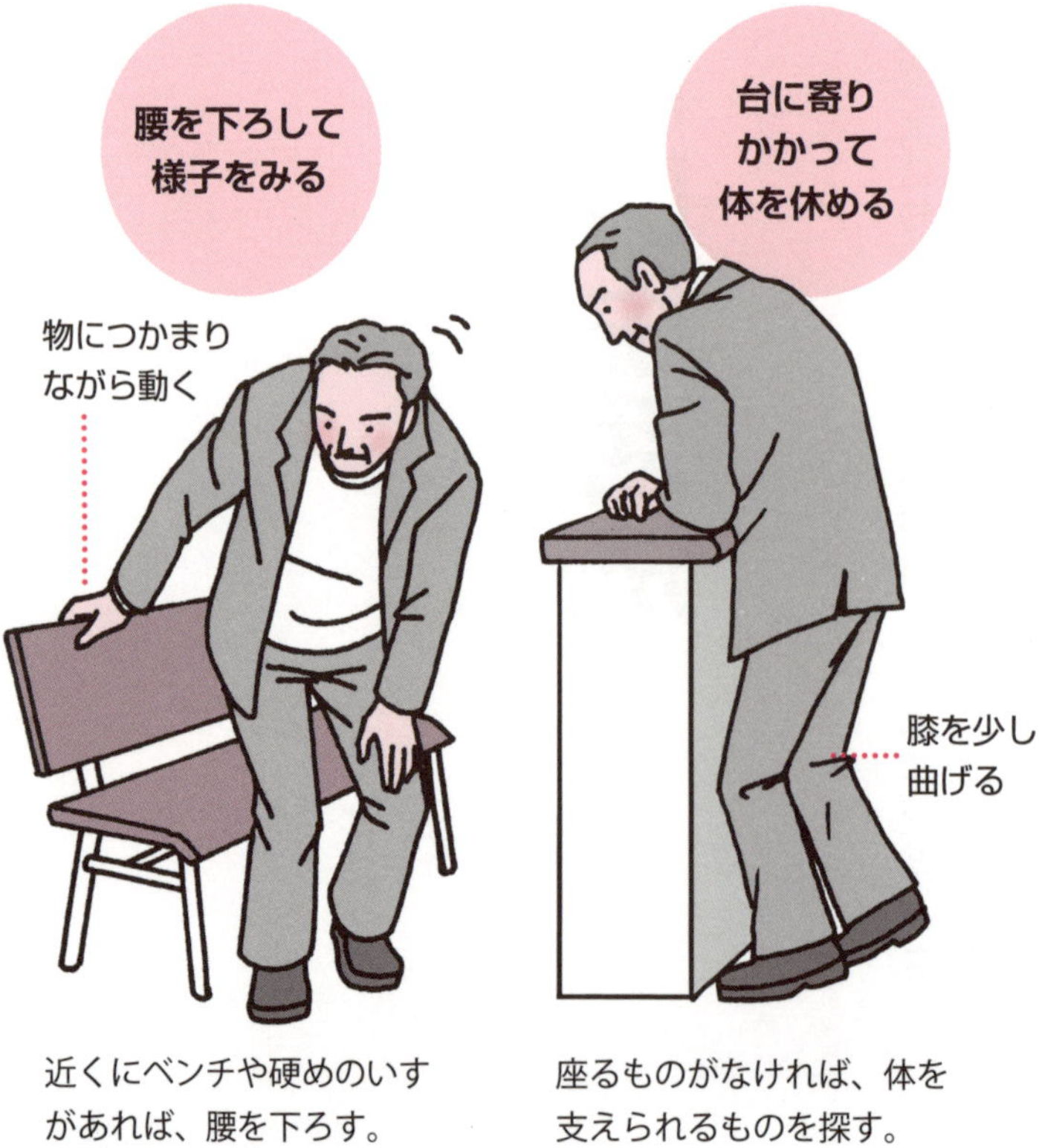
腰を下ろして様子をみる
物につかまりながら動く
台に寄りかかって体を休める
膝を少し曲げる

近くにベンチや硬めのいすがあれば、腰を下ろす。

座るものがなければ、体を支えられるものを探す。

自宅なら ── いちばん楽な姿勢で横になる

股関節と膝を曲げた姿勢が基本

あお向けなら

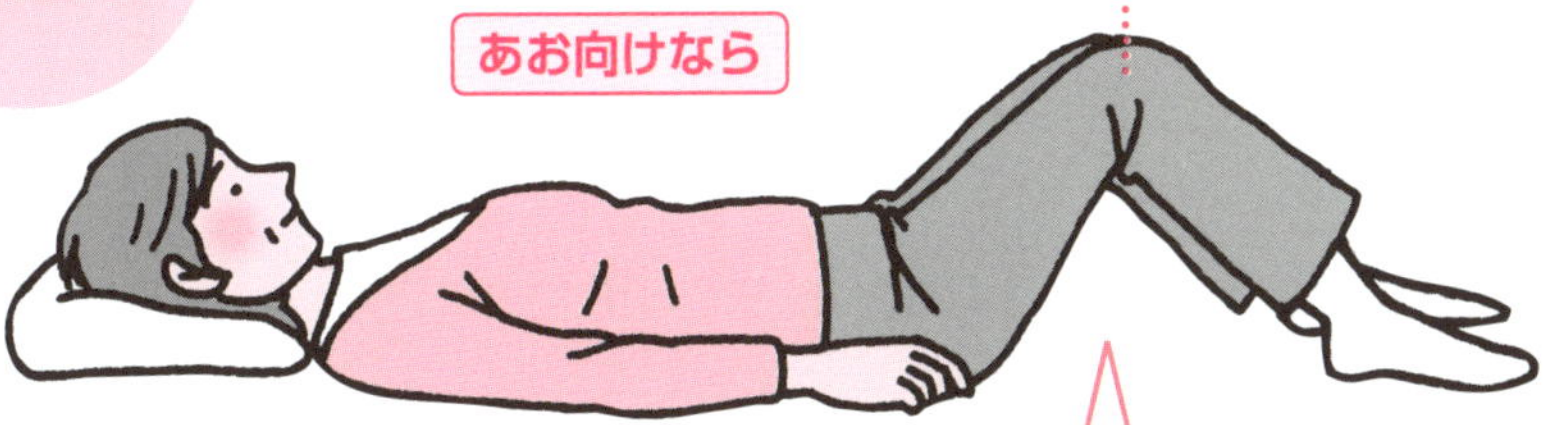

布団などを使って脚を上げる

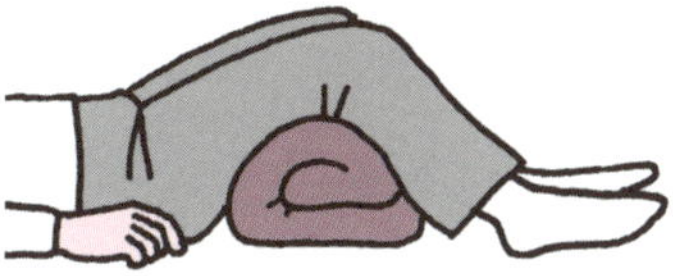

膝の下に丸めた毛布やクッションを入れる

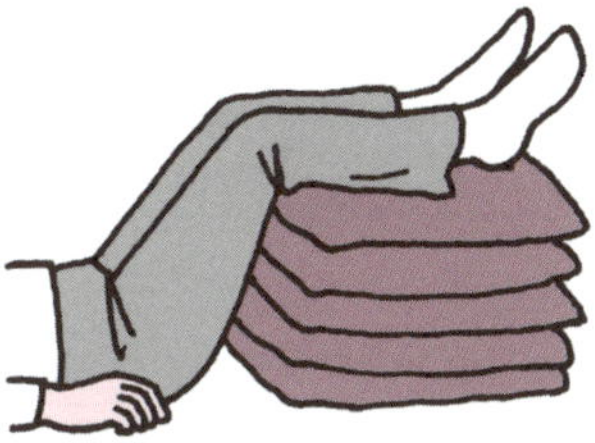

座布団を重ねて、痛みが出ない高さに調節する

横向きなら

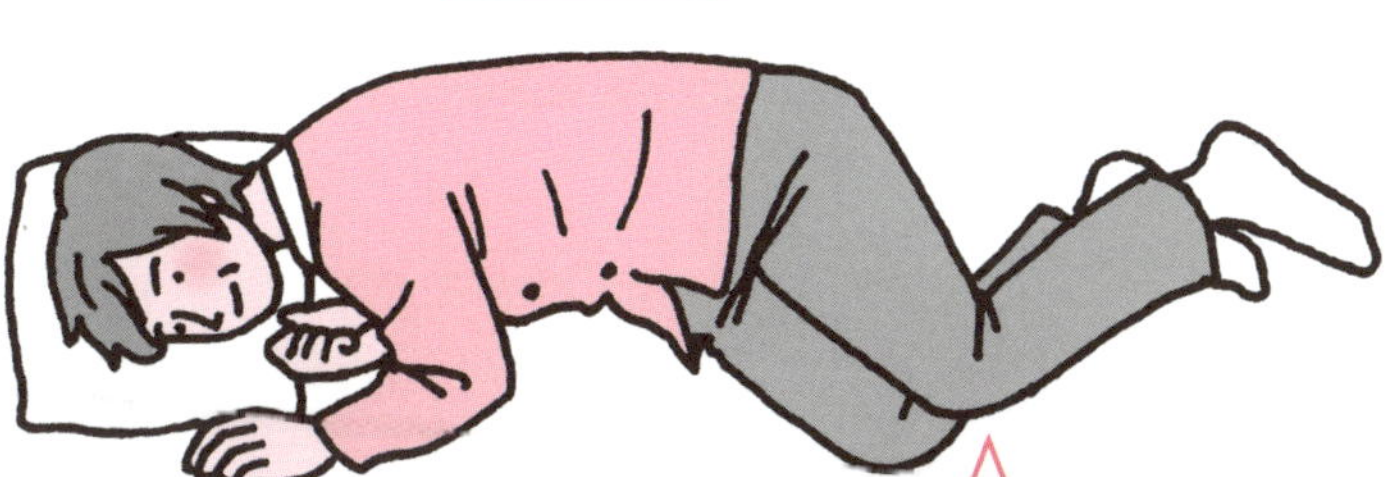

膝を曲げ、背中をえびのように丸める

痛みが強いときは、膝の間にクッションなどをはさむとよい

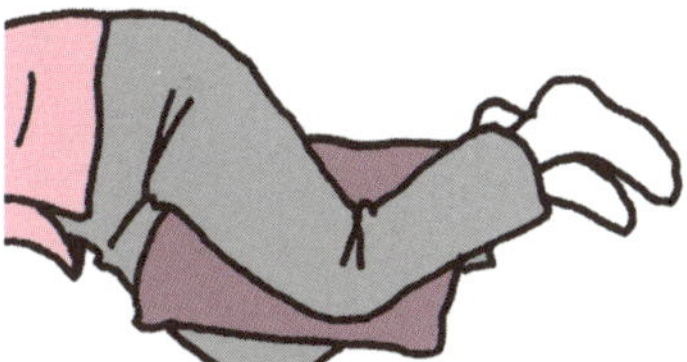

「冷やす・温める」の使い分け

●冷やすと気持ちよければ冷やし、温めると気持ちよければ温める

熱や腫れを伴う急性の痛みは冷やすと楽になる

寒冷刺激、温熱刺激は、人の体にさまざまな影響を及ぼすとされ、古くから治療にも活用されてきました。腰が痛むとき、一般には温めることによって鎮痛効果が得られますが、熱や腫《は》れを伴うような急性の炎症がある場合は、痛む部分を冷やすと早く痛みがやわらぐことがあります。

けがやスポーツ後の急性腰痛、ぎっくり腰の発症直後は、冷凍庫の氷などを利用して患部を冷やしてみる

寒冷刺激・温熱刺激と体の反応

寒冷刺激

- ●血圧上昇、その後低下
- ●血管収縮、その後拡張
- ●止血、浮腫《ふしゅ》(むくみ)を抑える
- ●新陳代謝が悪くなる
- ●知覚神経の興奮性を抑える（痛みが軽減）
- ●一般に交感神経を刺激
- ●適応：急性炎症の初期
- ●禁忌：特になし

温熱刺激

- ●脈拍増加
- ●血管拡張（血流の増加）
- ●筋肉・腱《けん》・靭帯《じんたい》の伸びがよくなる
- ●新陳代謝がよくなる
- ●知覚神経の興奮性を抑える（痛みが軽減）
- ●一般に副交感神経を刺激
- ●適応：慢性炎症
- ●禁忌：出血時、急性炎症初期

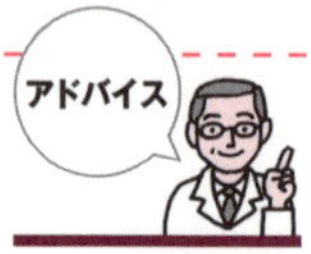

お風呂ではぬるめのお湯にゆっくりつかる

温めることは、腰痛の治療法のひとつであり、予防法でもあります。ふだん家庭で、いちばん簡単で効果的に温める方法は入浴でしょう。特に38～40度のぬるめのお湯は、副交感神経に働きかけ、血管を広げて血行をよくするとともに、心身ともにリラックスさせます。

筋肉など深いところまで温めるには、少し長めにお湯につかってください。

とよいでしょう。整形外科ではコールドパックなどが使われます。

慢性腰痛の多くは温めることで楽になる

一方、慢性の腰痛は、冷えると悪化する人が多く、大抵は温めると楽になります。温めることで血管が広がって血行がよくなり、筋肉の緊張もゆるむためです。急性の腰痛でも、発症直後の数日を過ぎたら、温めたほうがよいでしょう。整形外科でも各種の温熱療法が行われていますが、家庭でも温められます。

「冷やす・温める」には前述のような一般的な適応がありますが、感じ方には個人差もあり、「痛みがやわらいで気持ちがよい」と感じるほうを行うのが基本です。

家庭でできる寒冷療法・温熱療法

冷やす

急激な腰痛が起きて、患部が熱をもったり、赤みや腫れを伴うときには、一般に冷やすと楽になる。冷凍庫の氷や冷水に浸したタオルをビニール袋に入れて使ったり、保冷剤などを利用するのもよい。

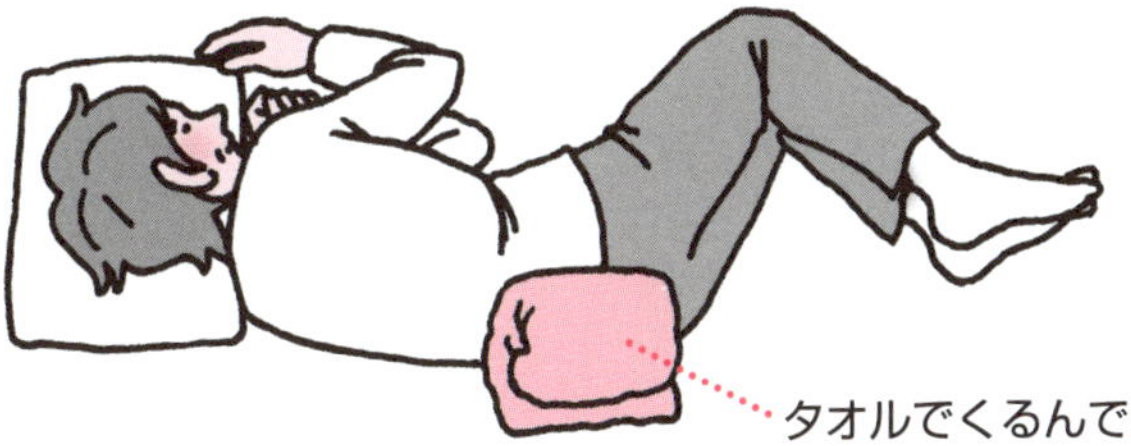

横向きのときは、膝《ひざ》を曲げ、腰を丸めた姿勢で、痛む部位に当てる。

温める

腰痛に伴う熱や赤み、腫れがなければ、多くは温めることで痛みが楽になる。ぬらしたタオルを電子レンジで温め、ビニール袋に入れて使ったり、使い捨てカイロやホットパックを利用するのも手軽。お風呂で温めるのもよい。

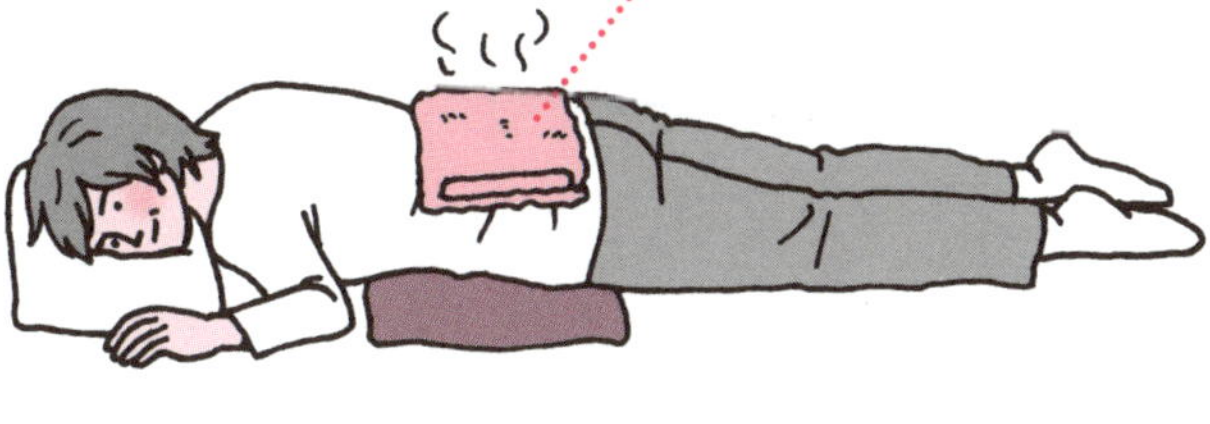

うつ伏せのときは、おなかの下にクッションを入れて腰椎の前弯《ぜんわん》を保つ。

市販の消炎鎮痛薬の使い方

● 成分や剤形によって使い分け、副作用に注意して用いる

強い痛みにはのみ薬を用いる

腰の痛みが強くて、安静にしていてもつらいときには、やはり痛み止めの薬が役立ちます。急にひどい腰痛に襲われた場合は、市販薬でもよいので、消炎鎮痛薬を使ったほうが早く痛みが軽くなります。

腰痛の市販薬というと外用薬がよく用いられますが、強い痛みには、のみ薬のほうが効きます。市販の痛み止めも、中心的な成分は処方薬と同じ**非ステロイド性抗炎症薬**です。

ただし、処方薬よりは作用が弱めとはいえ、副作用で胃を荒らしやすいので、空腹時は避けて食後にのみます。急激な痛みでやむを得ない場合は、牛乳と一緒にのむとよいでしょう。市販薬であっても、痛み止めの薬をのんで胃が痛くなったら、服用をやめてください。

外用薬はかぶれに注意して使う

腰痛向けには、貼り薬や塗り薬など種々の外用薬が市販されています。慢性腰痛のある高齢者では湿布薬を

ここが聞きたい

Q **足腰によいというサプリメントの効果は？**

A サプリメントの効果については、今のところ科学的に根拠のあるものはありません。

最近、変形性膝《ひざ》関節症に対するグルコサミンの発症予防効果について、初のランダム化比較試験（科学的な効果証明方法）が行われましたが、効果はみられなかったと報告されています。

腰痛についてもあまり期待しすぎないほうがよいでしょう。

手放せないという人もいます。従来「湿布薬」と呼ばれてきたのは、皮膚がひんやりする**冷湿布**やじんわり温まる**温湿布**などの**刺激型消炎鎮痛薬**のパップ剤です。

近年では、非ステロイド性抗炎症薬を患部の皮膚から吸収させる**経皮吸収型消炎鎮痛薬**が増え、より深部の炎症も抑えられるようになっています、パップ剤や、より薄いテープ剤、軟膏《なんこう》、クリーム、ゲル、液剤など、いろいろな剤形で使えます。

外用薬は一般にのみ薬より副作用が少ないといえますが、肌の弱い人はかぶれに注意が必要です。貼り薬は貼りっぱなしにしないで、12時間以上効果が持続するものでも8～10時間ではがし、3～4時間あけて次を貼るようにするとよいでしょう。

腰痛に用いられる市販の外用薬のタイプと特徴

刺激型消炎鎮痛薬

- ●冷やしたり温めたりする、従来の湿布薬。冷湿布と温湿布のパップ剤がある
- ●主に筋肉の緊張をやわらげる
- ●成分は、サリチル酸系の消炎鎮痛薬に、冷湿布はメントール、温湿布はトウガラシエキスを配合したものが多い
- ●温湿布は冷湿布より皮膚刺激が強く、特にはがした直後に入浴すると刺激が強いので、皮膚の弱い人は注意

経皮吸収型消炎鎮痛薬

- ●のみ薬でよく使われる非ステロイド性抗炎症薬を患部の皮膚から吸収させる
- ●筋肉の炎症を鎮めて、痛みをやわらげる
- ●成分は、インドメタシン、フェルビナク、ケトプロフェンなど
- ●貼り薬（パップ剤、テープ剤）、塗り薬（軟膏、クリーム、ゲル、液剤など）がある

貼り薬

パップ剤

- ●水分を多く含み、水分による冷却効果もある
- ●テープ剤より肌にやさしいが、よれたり、はがれたりしやすい

テープ剤

- ●水分を含まず、一般に慢性疾患向き
- ●薄くて、動く部位にもフィットしやすく、はがれにくい

塗り薬

- ●使っていることが目立たない
- ●貼り薬を貼りにくい部位にも使える
- ●貼り薬より効果の持続時間が短い

腰への負担が大きい姿勢、小さい姿勢

腰にやさしい姿勢を日常動作に取り入れる

腰椎の弯曲を保つには背中を伸ばすのが基本

腰痛や坐骨神経痛《ざこつしんけいつう》の再発を防ぐには、日常生活のなかで、病気を悪化させるような動作をできるだけ避けることが大切です。ふだんの動作のどんな姿勢が腰への負担を大きくするのかを知り、負担を小さくする工夫をしましょう。

たとえば、立っているときのよい姿勢というと、胸をピンと張った姿勢を考えるかもしれません。たしかに背中を丸めた姿勢はよくありませ

立っているとき

背中をまっすぐ伸ばし、おへそを引っ込ませて、お尻の筋肉を引き締め、膝《ひざ》を軽く曲げると、腰椎《ようつい》への負担が軽減できる。

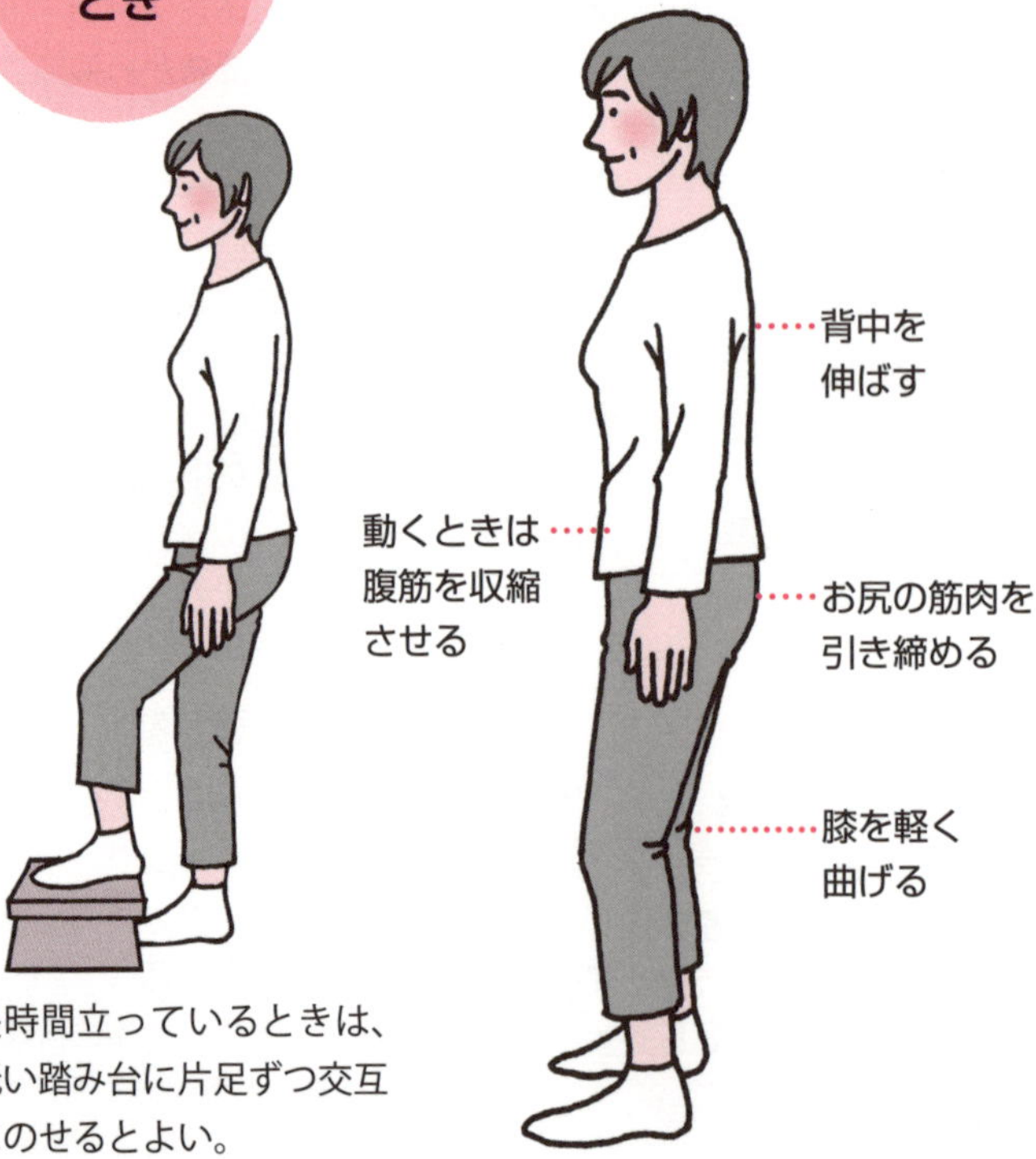

背中を
伸ばす
動くときは
腹筋を収縮
させる
お尻の筋肉を
引き締める
膝を軽く
曲げる

長時間立っているときは、低い踏み台に片足ずつ交互にのせるとよい。

いすに座るとき

股関節《こかんせつ》・膝関節を十分に曲げ、背中を伸ばして、いすに深く腰かける。両足が床について、膝が股関節よりやや高くなるのが理想的。

×
背中を丸めない

○
膝と股関節を十分に曲げる（脚を軽く組むのもよい）
背中を伸ばす
腕はひじかけにのせる

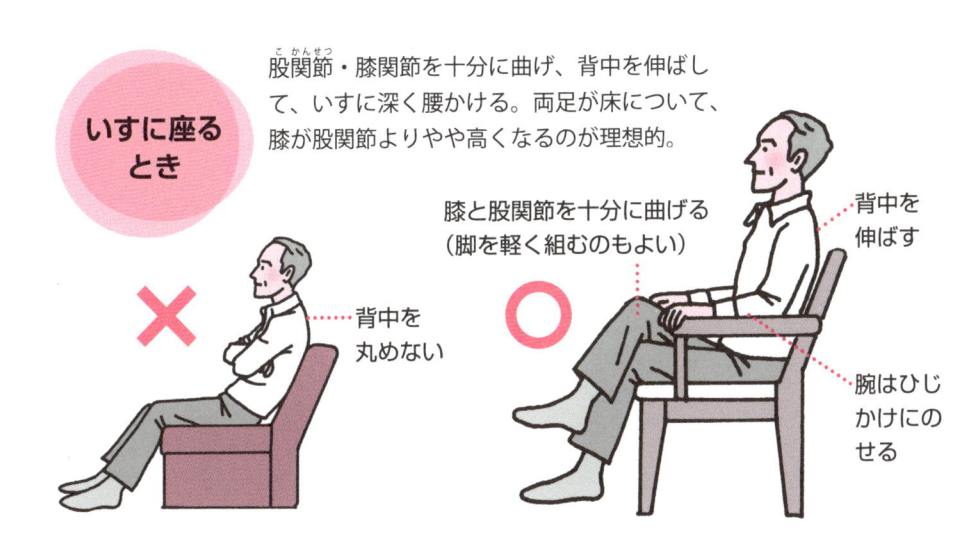

物を持つとき

重い物を持つときは、できるだけ物を体に近づけ、重心を低くする。

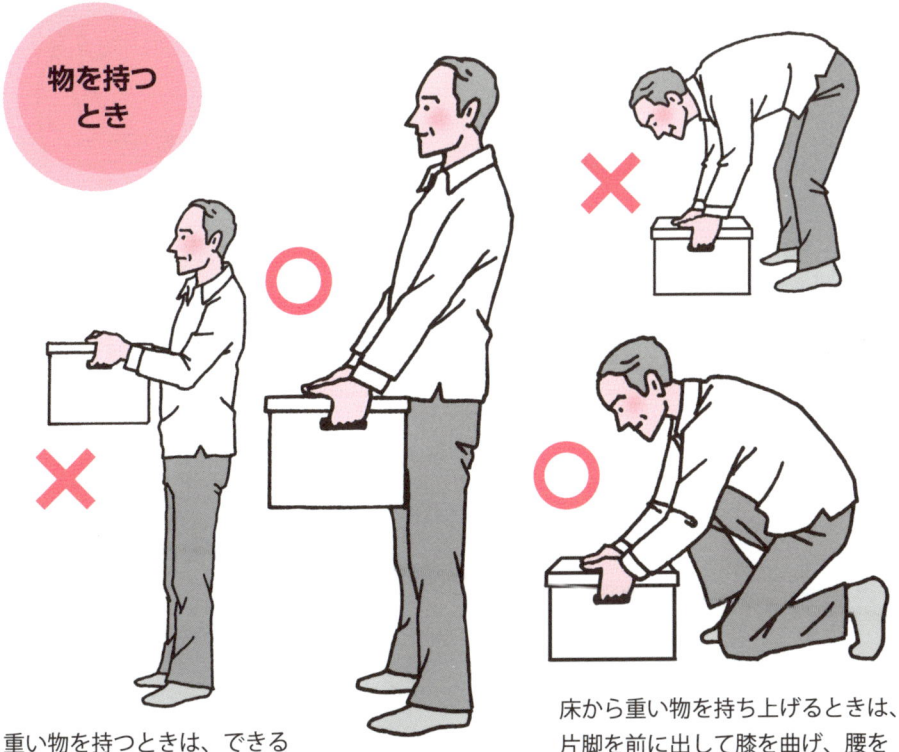

床から重い物を持ち上げるときは、片脚を前に出して膝を曲げ、腰を落として持ち、膝を伸ばしながらゆっくりと立ち上がる。

んが、そらしすぎも背骨や筋肉に負担をかけます。特に腰部《ようぶ》脊柱管狭窄《せきちゅうかんきょうさく》症《しょう》があるような人は要注意です。

望ましい姿勢の基本は、背骨の生理的な彎曲《わんきょく》が保たれる姿勢です。立っているときも座っているときも、背中を丸めたりそり返ったりしないで、常にまっすぐに伸ばします。

ふだんの作業姿勢を見直してみる

仕事や家事をするときも、ちょっとした姿勢の工夫で腰への負担が違ってきます。無意識のうちに腰に無理をさせていないか、ふだんの作業姿勢を見直してみましょう。

痛みを引き起こすきっかけになりやすい動作に注意することも、再発予防に欠かせません。

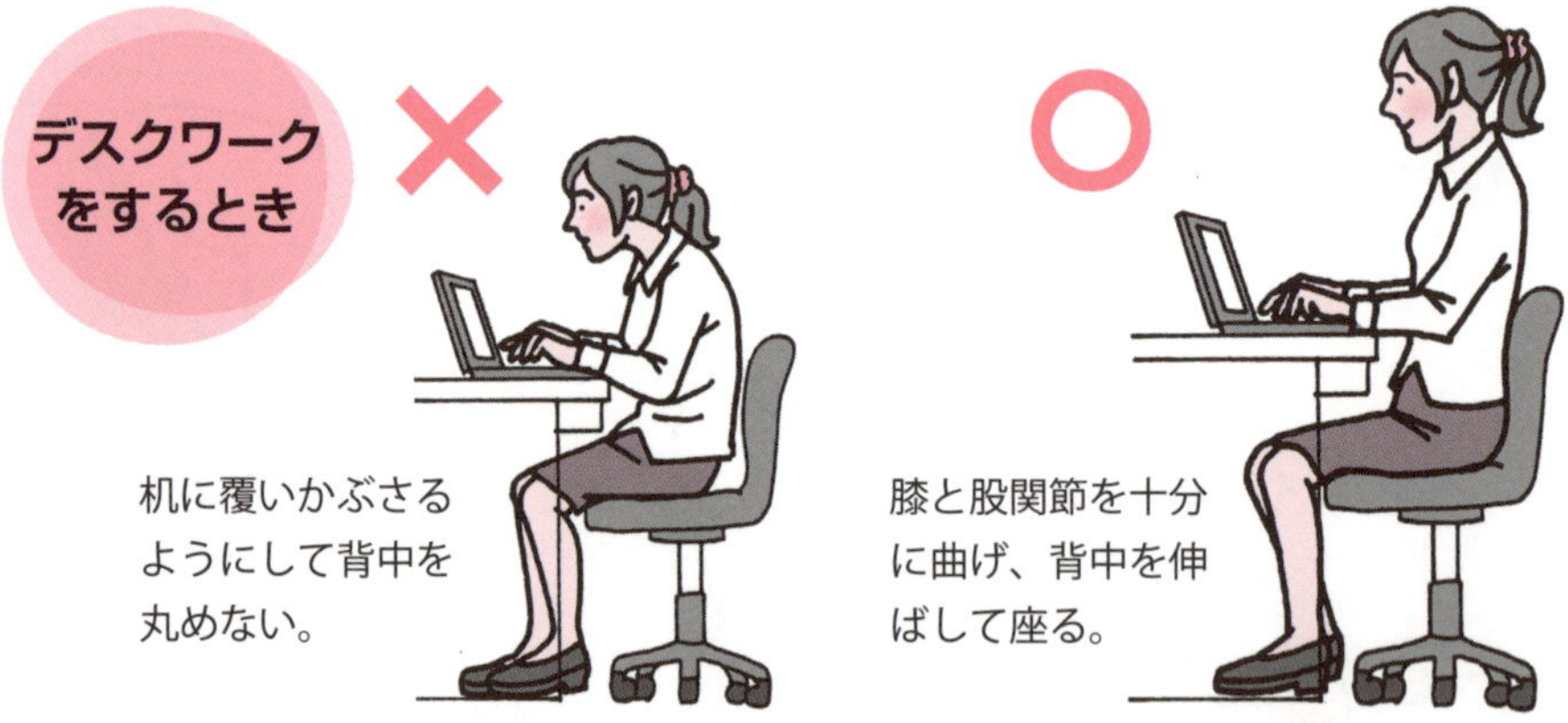
デスクワークをするとき
×
机に覆いかぶさるようにして背中を丸めない。
○
膝と股関節を十分に曲げ、背中を伸ばして座る。

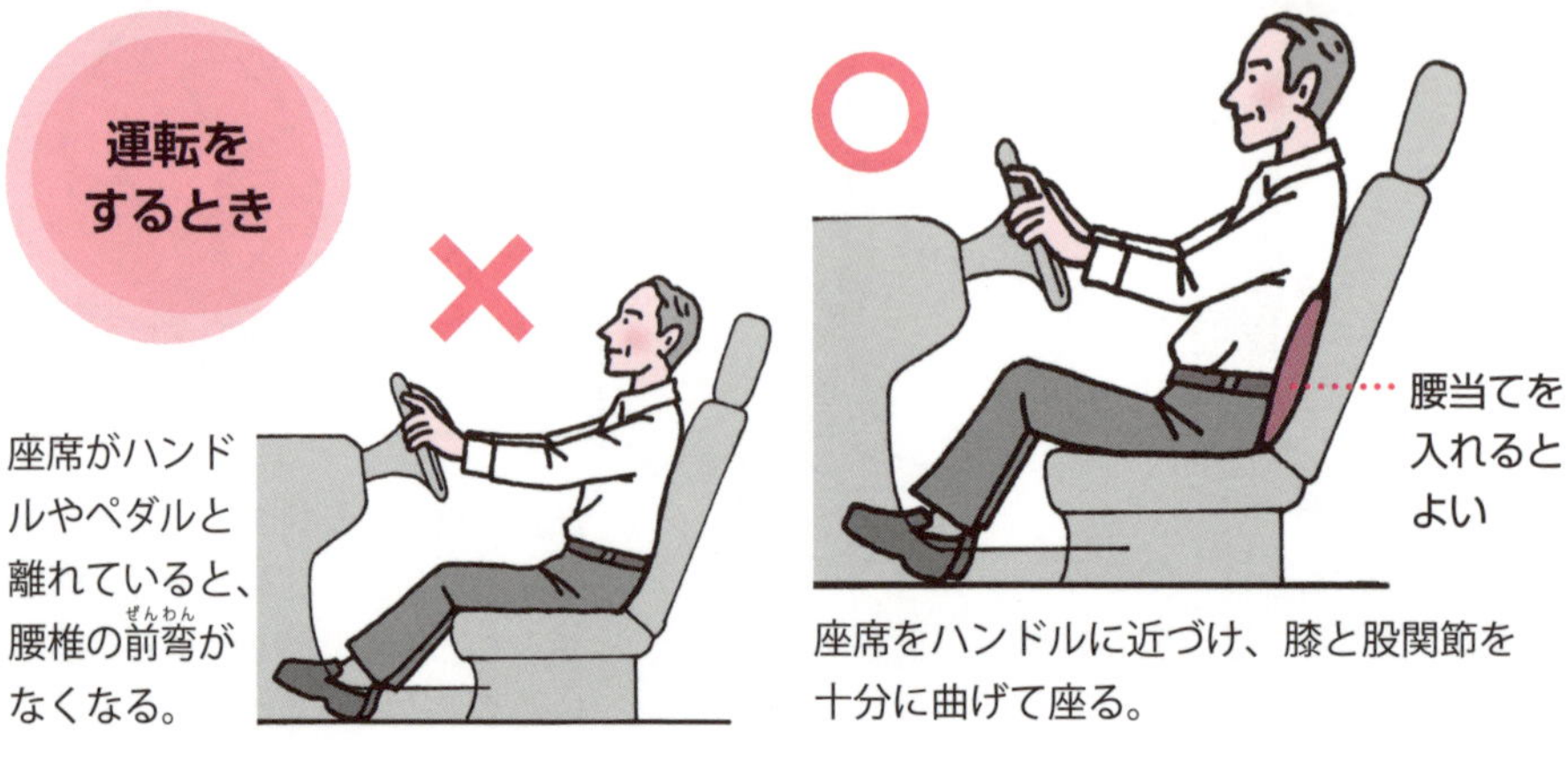
運転をするとき
×
座席がハンドルやペダルと離れていると、腰椎の前彎《ぜんわん》がなくなる。
○
腰当てを入れるとよい
座席をハンドルに近づけ、膝と股関節を十分に曲げて座る。

痛みを引き起こしやすい動作・姿勢

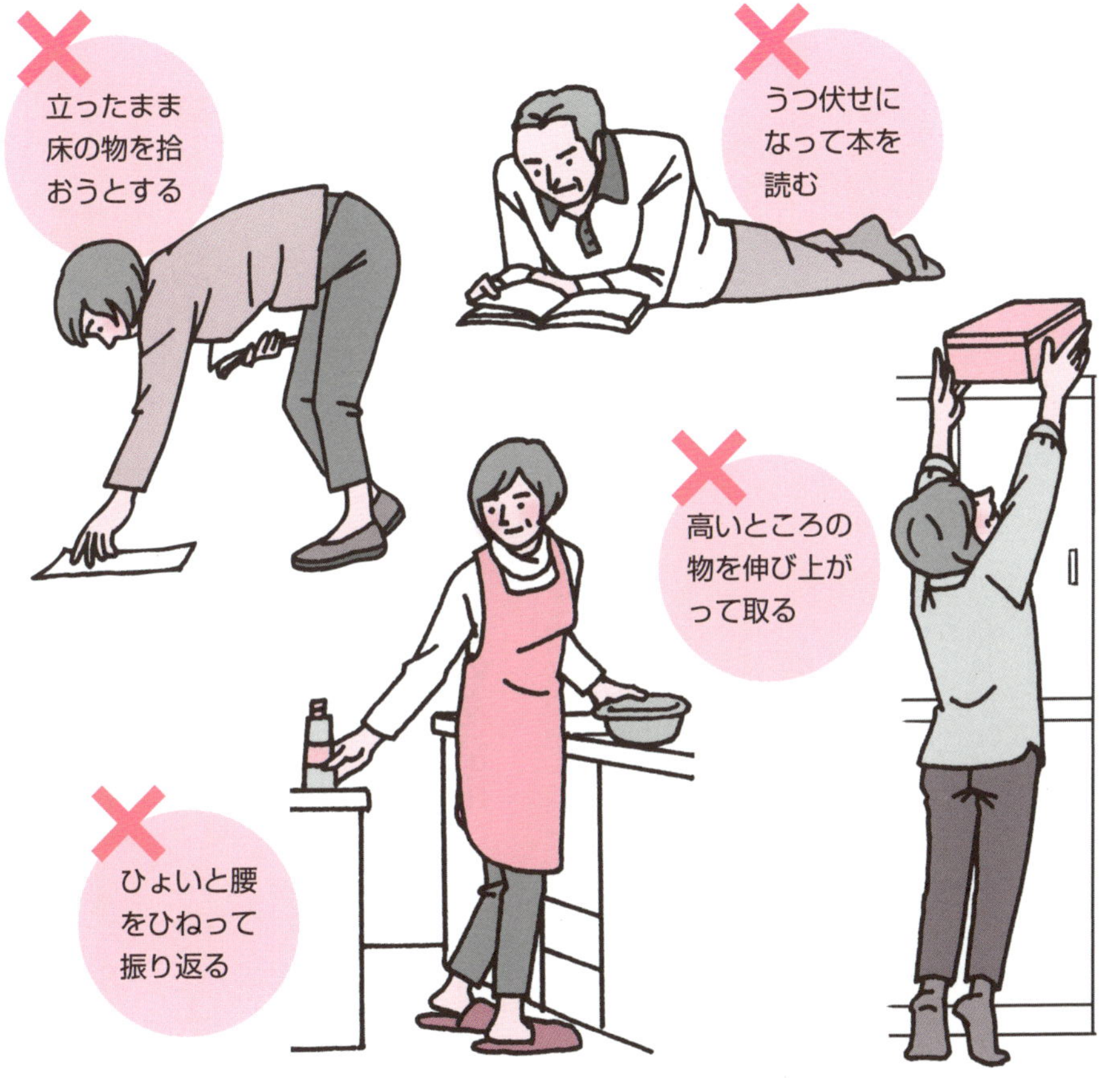
立ったまま床の物を拾おうとする
うつ伏せになって本を読む
高いところの物を伸び上がって取る
ひょいと腰をひねって振り返る

アドバイス

自分の病気を知ってそれに応じた自己管理を

実際の生活のなかでは、腰を前後左右に動かす場面が出てきますが、どう腰を動かすと痛みが悪化するのかは、腰に起きている病気によっても違います。

自分の腰をどの方向に動かすと、痛みが悪化するのか、あるいは改善するのかを知っておき、それに応じた自己管理を心がけてください。

痛みがあるときの日常動作の工夫

痛みの出やすい動作では腰を刺激しないための工夫を

ゆっくりと動き、不安定な姿勢を避ける

腰が痛むときには、急に動いたり腰をひねったりするのは、痛みを増す誘因になります。できるだけゆっくりと動くことを心がけ、不安定な姿勢での動作を避けるようにしましょう。骨盤を安定させることが、腰を刺激しないコツです。

特に中腰の姿勢は、腰椎《ようつい》の前弯《ぜんわん》が強くなり負担も増すので注意が必要です。中腰になるときには、両膝《りょうひざ》を曲げると腰痛が軽減できることを覚えておくとよいでしょう。

手や脚で補助して体を支えるものを活用

手で物につかまって体を安定させたり、腕や脚の力を利用したりして、動作を補助し、腰に急激な負荷がかかるのを避けましょう。痛みが強いときは、座ってできることは座ってするのが基本です。

手すりや杖《つえ》など、体を支えられるものを積極的に活用しましょう。カートを利用するときは「引く」より「押す」ようにします。

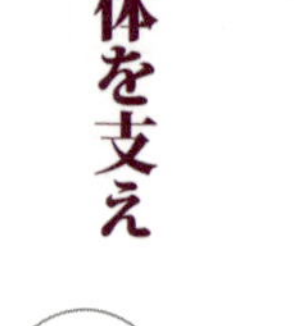

手助けを受けるときも自分のペースで動く

腰が痛くて身動きも大変なときには、家族や周囲の人が手を貸してくれることもあるでしょう。しかし、他人にリードされて動くと、かえって不安定な動きになりかねません。

移動の手助けをしてもらう場合も、人につかまって自分のペースでゆっくり動くようにしてください。

立ち上がるときの動作

ベッドから起きるときは

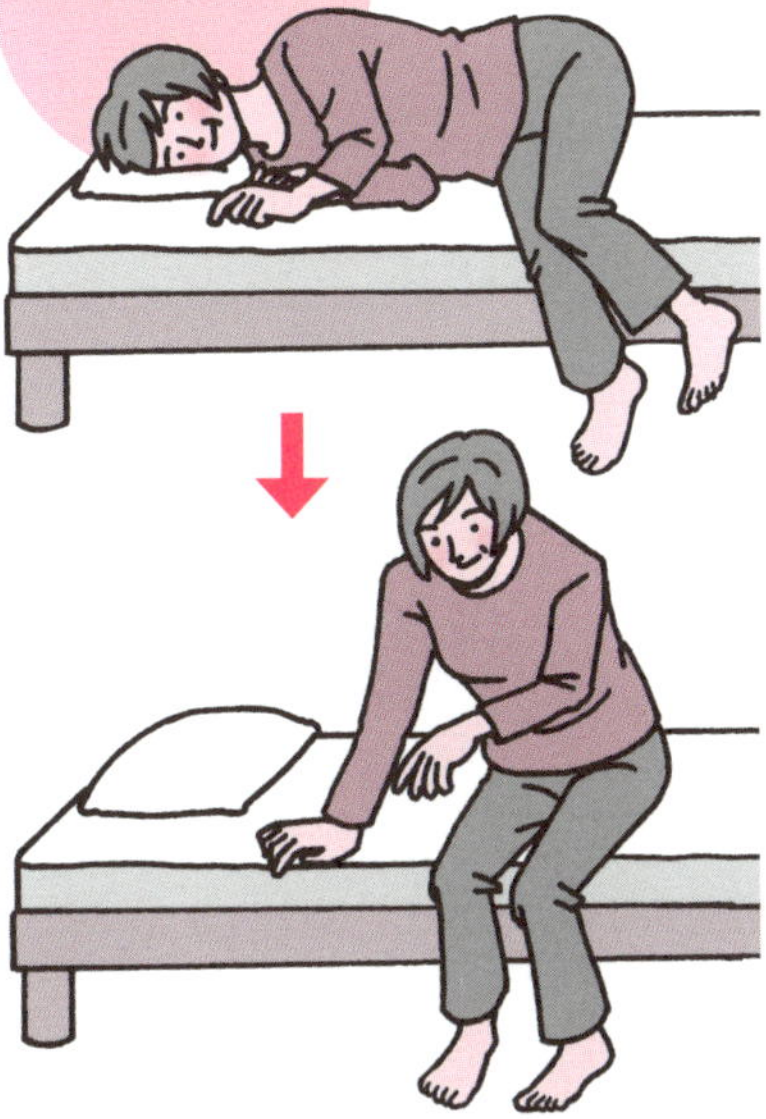

いきなり上体を起こすと腰に負担がかかるので、まず横向きになって脚をベッドから下ろし、腕で上半身を持ち上げるようにして起き上がる。

布団から起きるときは

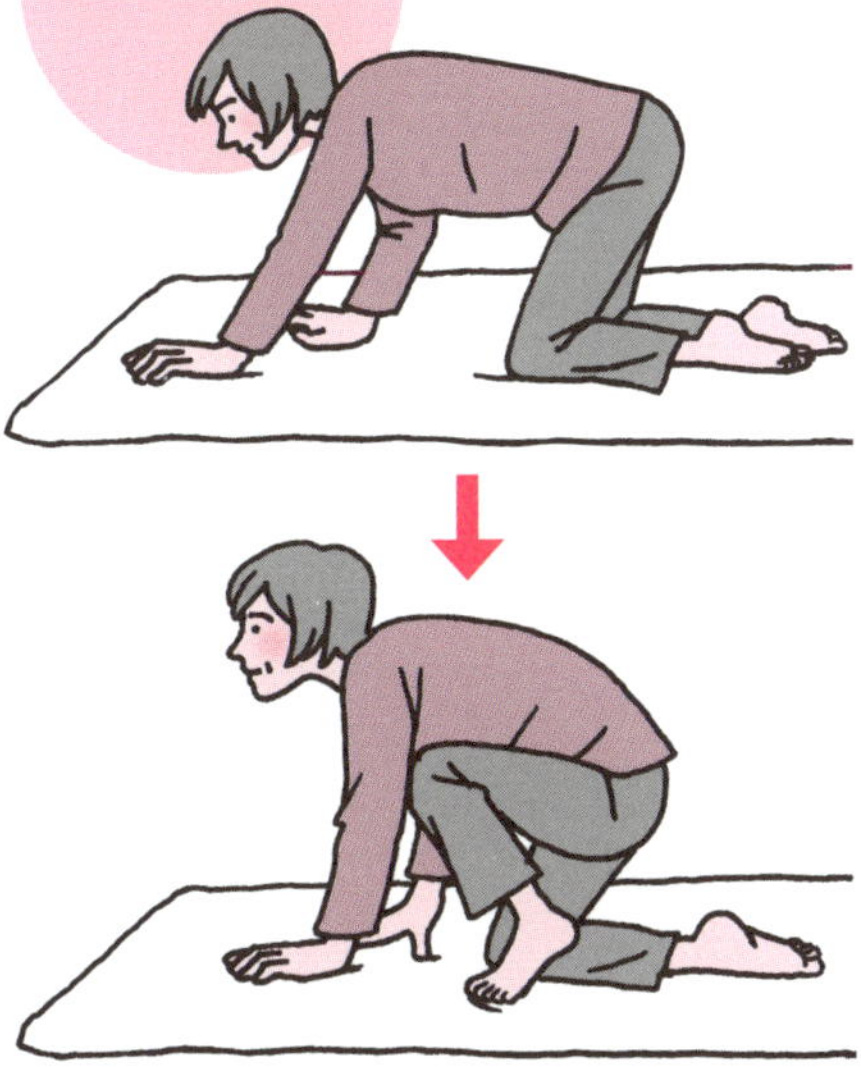

膝を曲げて横を向き、そのまま手と膝で四つんばいになって、背中をまっすぐにしながら立ち上がる。

いすから立つときは

両足をそろえたまま立ち上がらず、まず片方の足をできるだけ後ろへ引いて、背すじをまっすぐ伸ばすようにして立ち上がる。

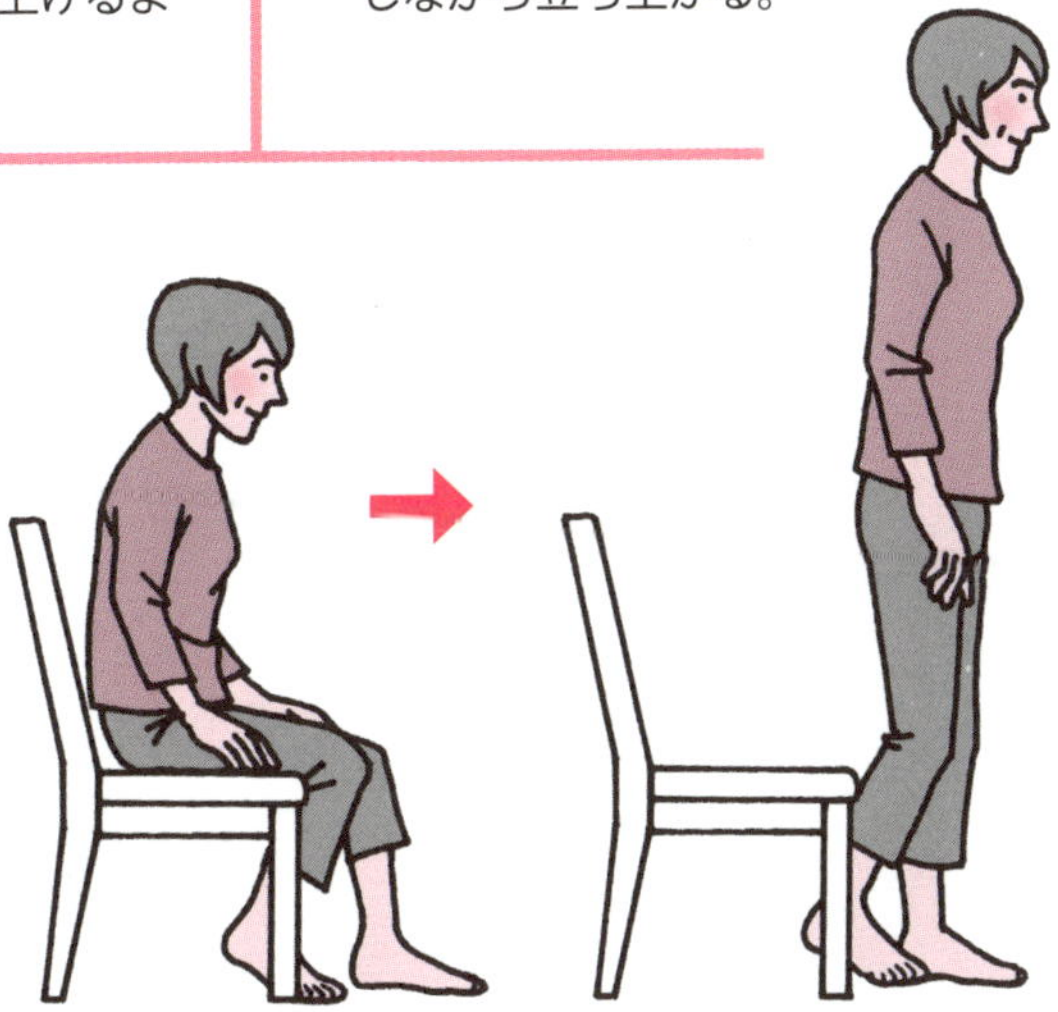

日常生活のなかの動作

洗面のときは

洗面は、不安定で腰の負担が大きく、腰痛があるときにつらい動作のひとつ。痛みがひどいときは腰かけたほうが安全だが、立って行う場合も骨盤を安定させる。

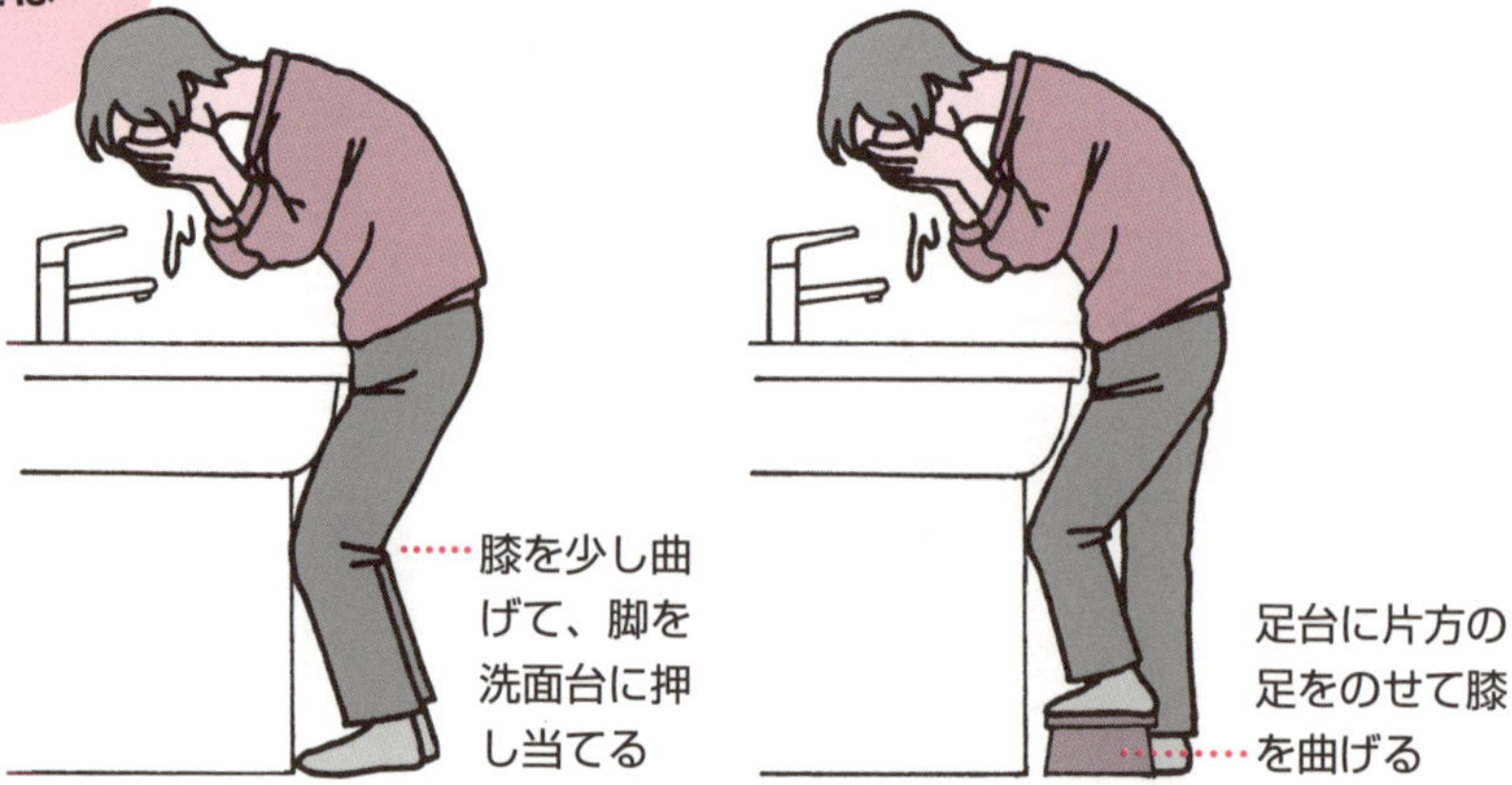
膝を少し曲げて、脚を洗面台に押し当てる
足台に片方の足をのせて膝を曲げる

荷物を持つときは

荷物は体にぴったりつけて、左右均等になるように持つ。重い物を運ぶときはなるべくカートなどを利用する。

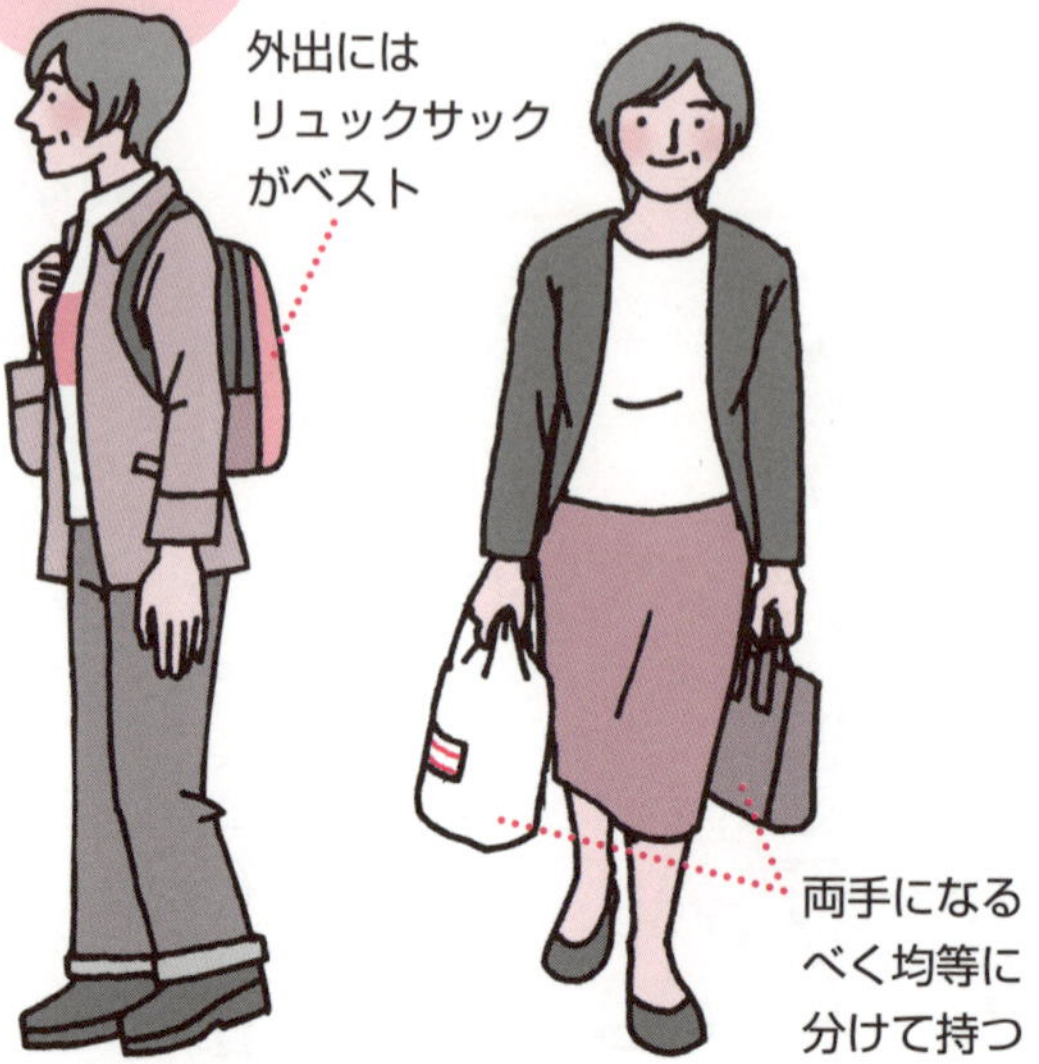
外出にはリュックサックがベスト
両手になるべく均等に分けて持つ

靴下をはくときは

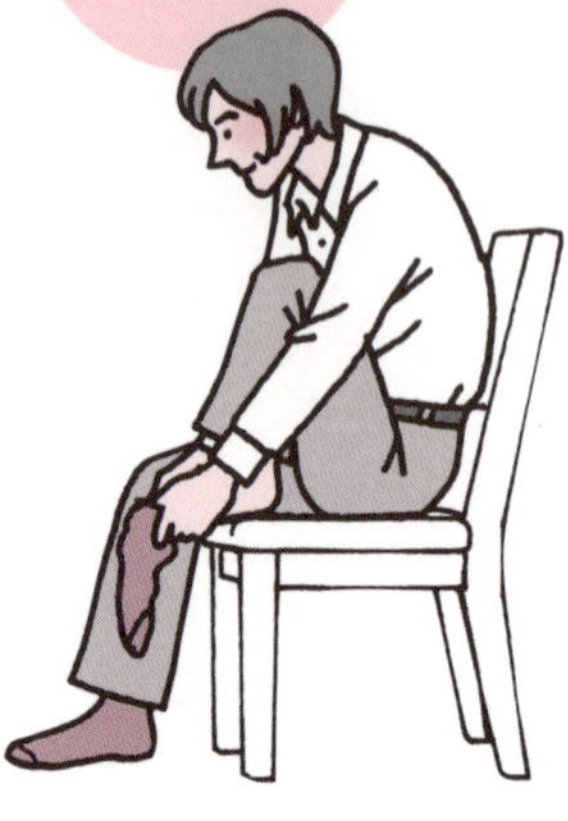

いすに腰を下ろし、足を手もとに引き寄せて靴下をはく。

階段の上り下りは

腰への負担を軽くするには、１段ごとに両足をそろえるようにする。下りるときはつま先から着いたほうが衝撃が少ない。手すりや杖の利用も腰への衝撃を減らすのに役立つ。

手すりがあるとき

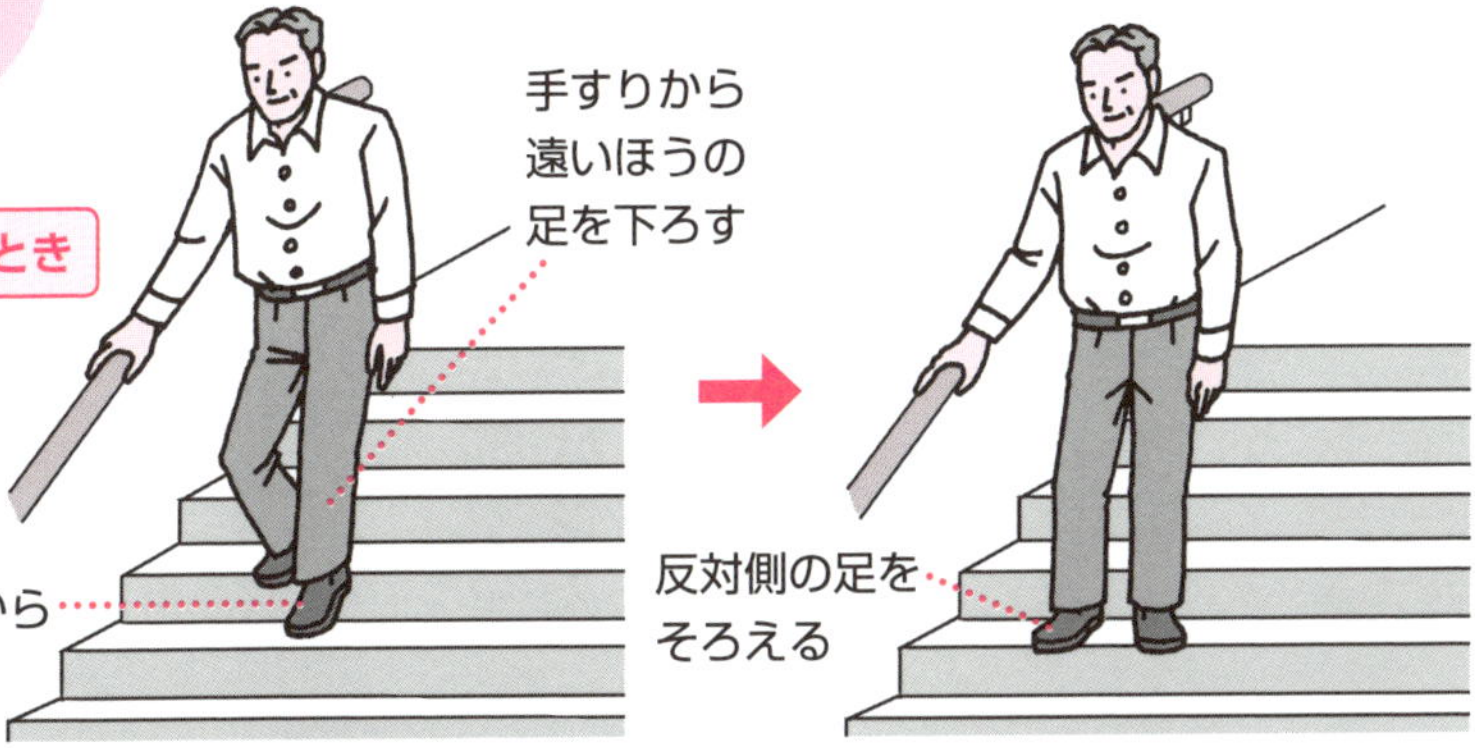

杖を持っているとき

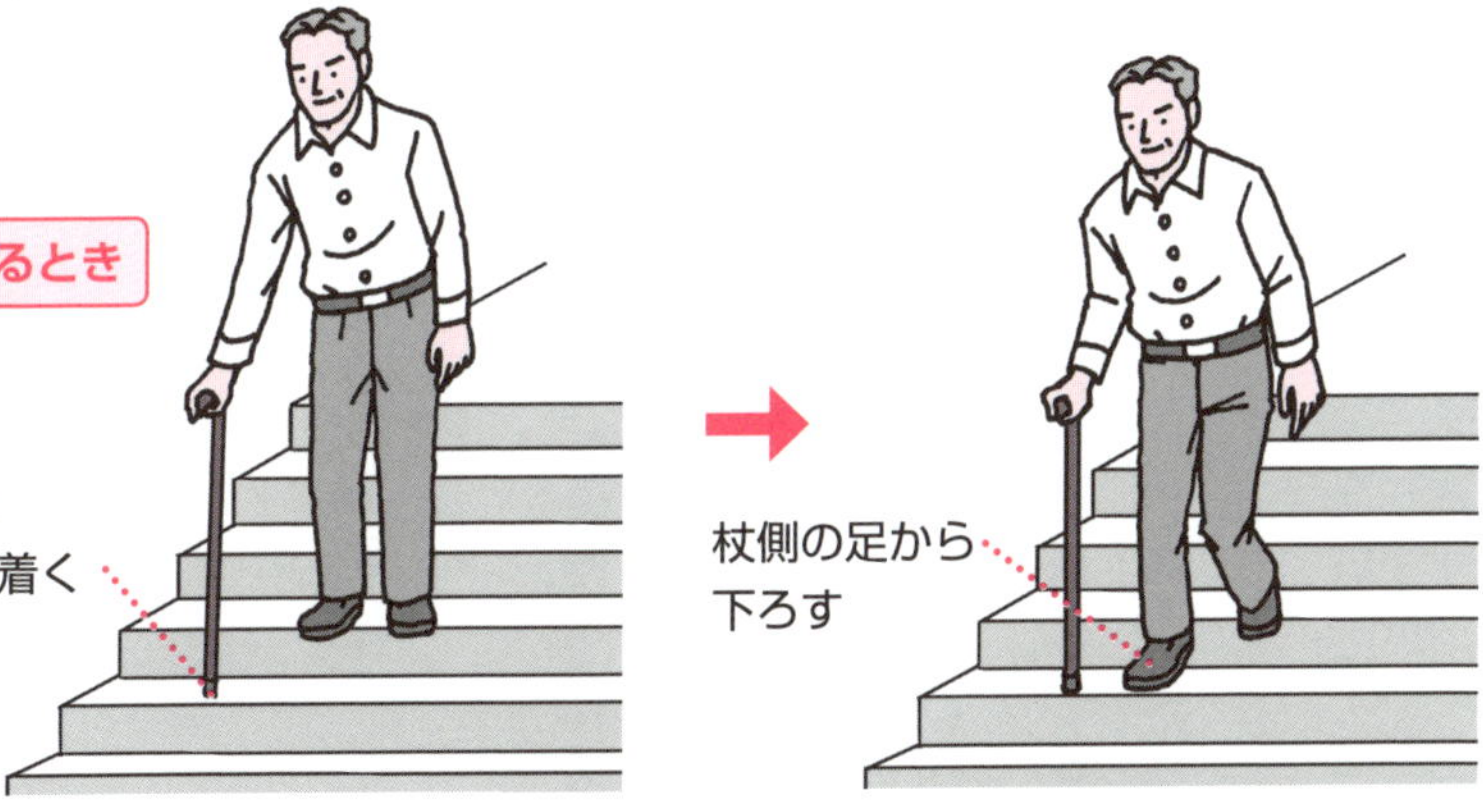

くしゃみが出そうになったら

「危ない」と思ったら、ギクッとくる前に予防姿勢をとろう。

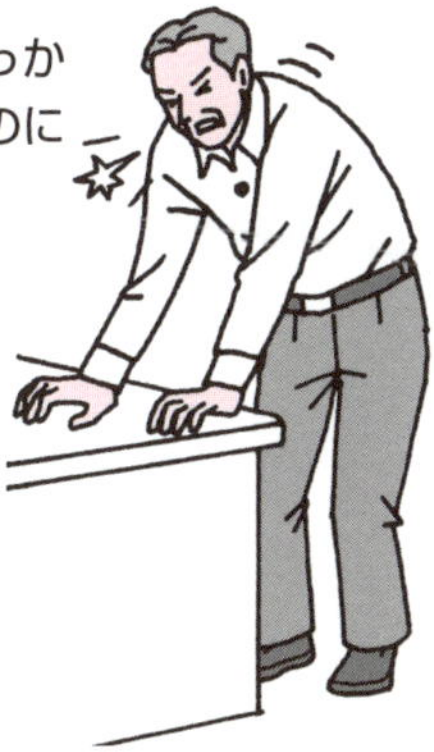
手近なしっかりしたものにつかまる

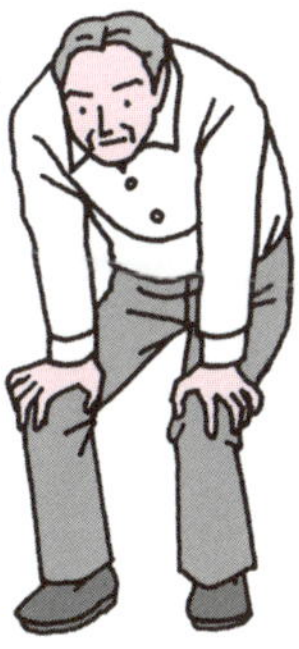
つかまるものがなかったら、自分の膝に両手をつき、上体をしっかり支える

再発を予防するための体操

無理なくできるものを見つけて運動を日々の日課に

仕事や家事の合間にできる手軽な体操を習慣に

腹筋・背筋・殿筋《でんきん》などの筋力が低下すれば、それだけ腰椎《ようつい》にかかる負担が大きくなります。再発予防にはこれらの筋力の強化が欠かせません。

運動がなかなか続かないという人は、無理なくできる方法を工夫する必要があります。受診した際に指導される腰痛体操は、大抵、寝た姿勢で行うものですが、そればかりでなく、仕事や家事の合間にも手軽にできる体操を覚えておくと、運動を習慣にするのに役立つでしょう。

立位バランス体操も転倒予防に役立つ

高齢になると、骨粗鬆症《こつそしょうしょう》のために骨が弱くなっている人が増えますが、それだけで腰痛が起こるわけではありません。大きな問題にしてしまう原因が、転倒による骨折です。

転倒を防ぐには、体を支える筋力とともに、体のバランスをとる能力を維持することが大切です。簡単な立位バランス体操を習慣にすると、転倒予防にも役立ちます。

ここが聞きたい

Q 腰部脊柱管狭窄症《ようぶせきちゅうかんきょうさくしょう》がある場合はどんな体操をすればよい？

A 背中をそらすなど、痛みやしびれが強くなるような動きは避ける必要があります。

一般に、上半身の前屈体操、いすに座って行う体操などはやりやすいでしょう。次のページから紹介する体操も、無理に図と同じ姿勢をとる必要はありません。鍛えようとする筋肉を意識して力を入れるだけでも、繰り返せば効果があります。気持ちよく感じられる範囲の強さでよいので、日課にしましょう。

どこでもストレッチング

同じ姿勢で作業を続けている人は、仕事の合間にはさむと、疲労回復にも役立つ。

いすに腰かけたまま 腰背部のストレッチングの例

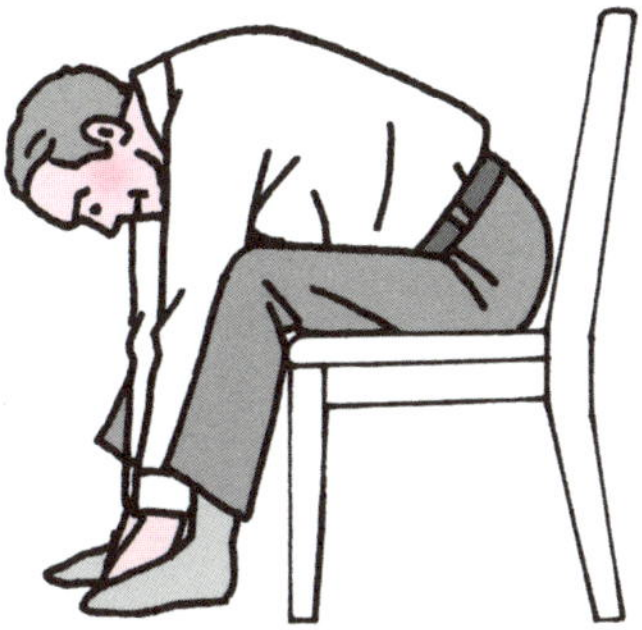

いすに浅く腰かけて、両脚を開く。息を吐きながら、背中を丸めてゆっくりと上体を倒していき、両膝《ひざ》の間へ頭を下げていく。そのまま5秒ほど静止して、息を吸いながらゆっくりと起こす。

階段で立ったままできる 脚のストレッチングの例

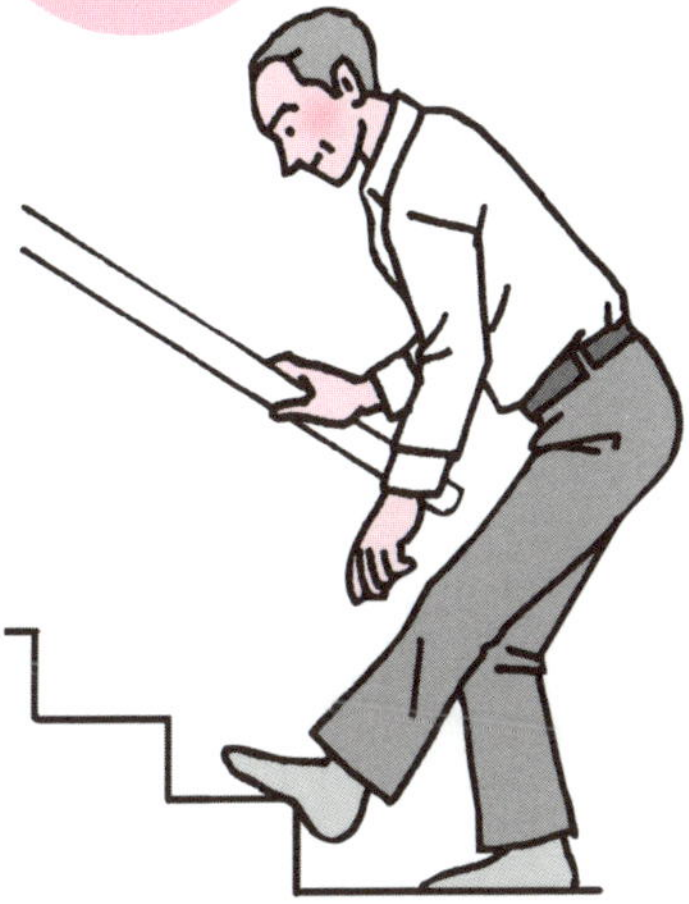

手すりにつかまって、片方の足を1段上にかけ、後ろの脚は膝を軽く曲げる。上体をゆっくり倒していき、ふくらはぎや太ももの裏側の筋肉（下腿三頭筋《かたいさんとうきん》、ハムストリングス）を伸ばす。

壁を使って 脚のストレッチングの例

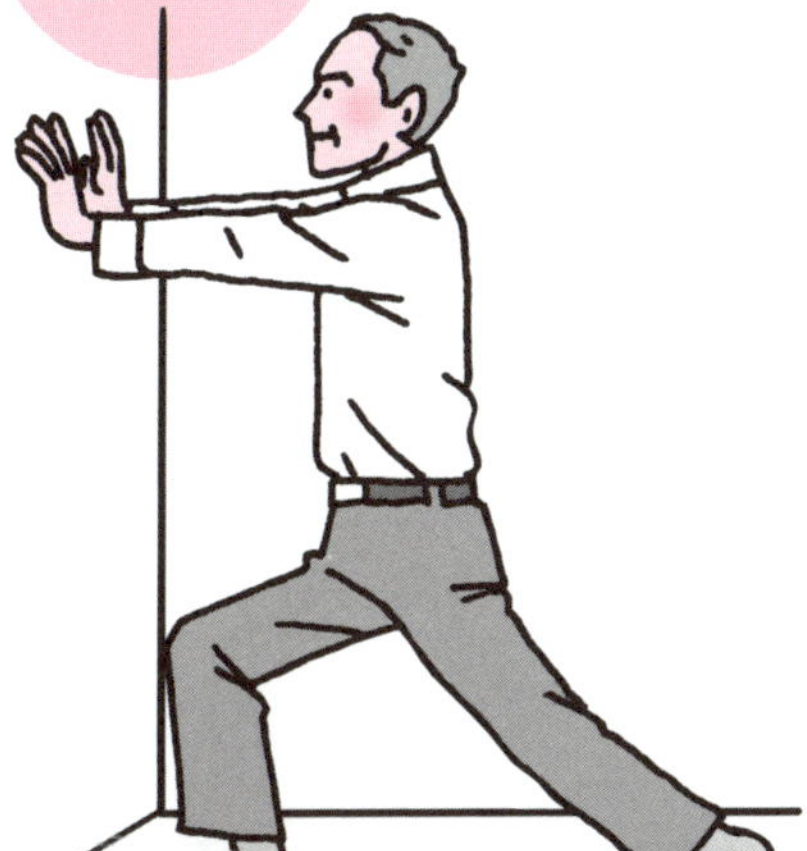

壁に向かって立ち、片方の脚を後ろに引いて、前の膝は曲げ、両手を壁に着く。腰を床のほうへ押し下げるつもりで、脚の筋肉や腱《けん》を伸ばす。左右の脚を替えて同様に行う。主に股関節《こかんせつ》前面の筋肉を伸ばす。

いすを使ってできる筋力強化体操

背筋を鍛える

いすに浅く腰かけ、背中といすの背の間にクッションをはさむ。上体をゆっくり後ろに倒していってクッションを押しつぶし、５秒ほど静止して、ゆっくりと元に戻す。

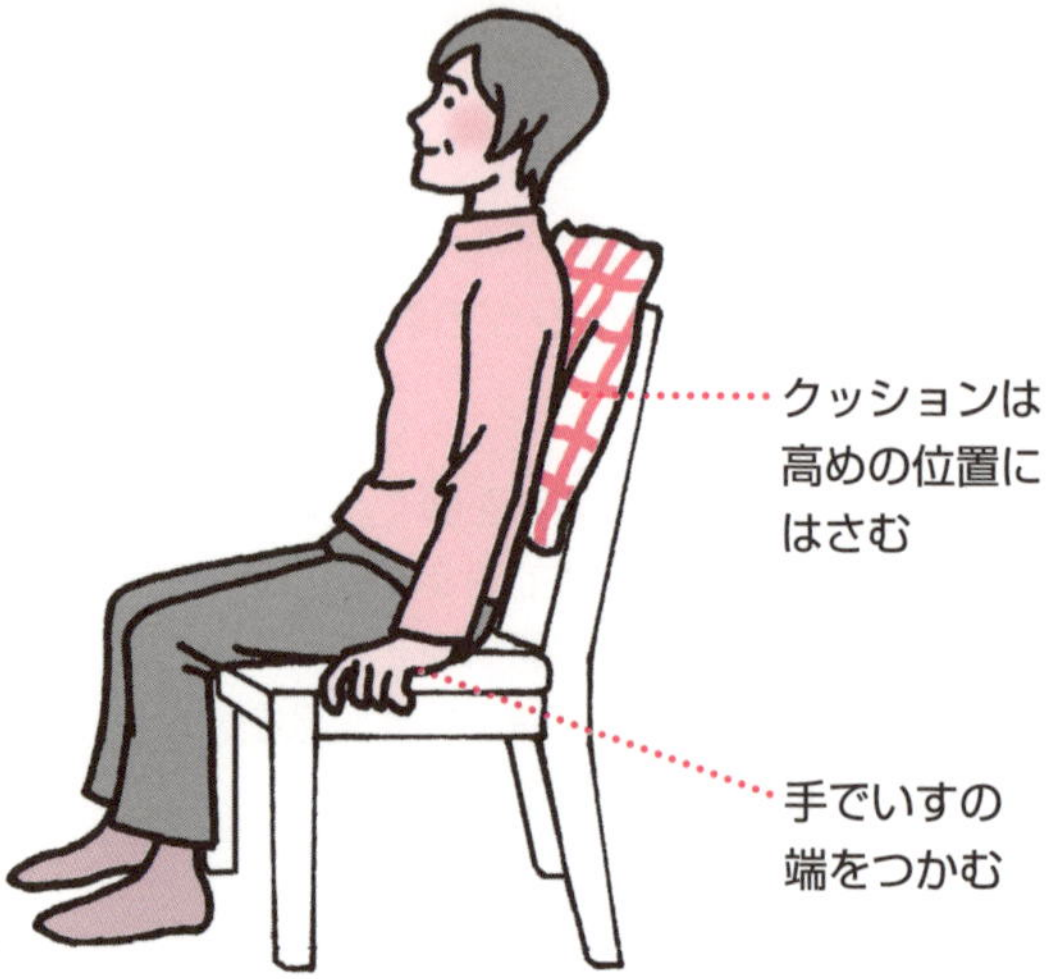

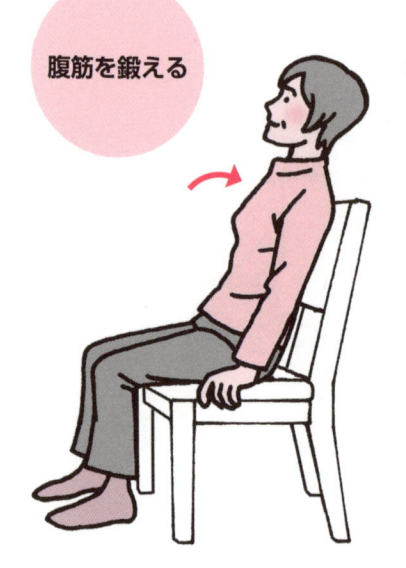

腹筋を鍛える

いすに浅く腰かける。上体をゆっくりと後ろに倒し、背中がいすの背に着く前に止める。５秒ほど静止して、ゆっくりと元に戻す。

脚の筋力を高めるスクワット

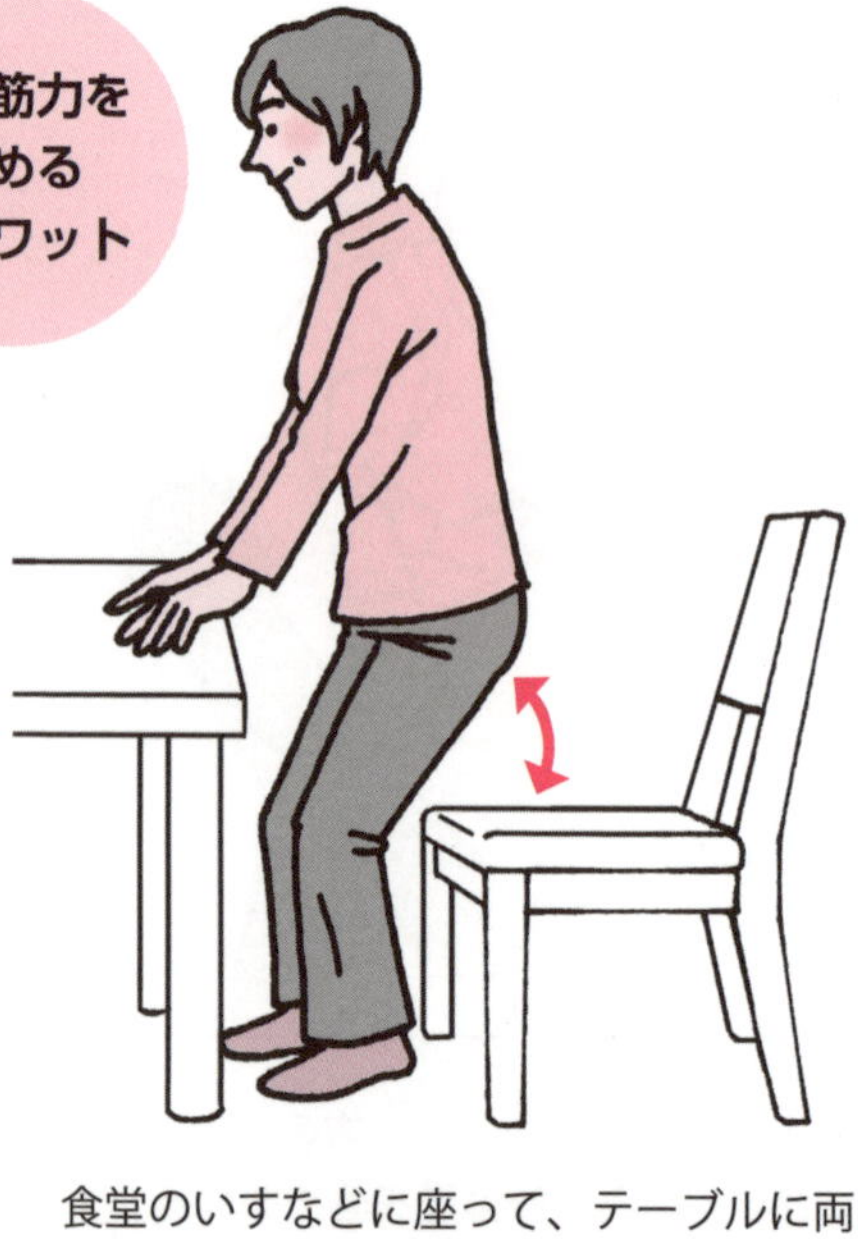

食堂のいすなどに座って、テーブルに両手をつき、ゆっくりと立ち上がり、ゆっくりと座る。慣れてきたら、実際にいすに座らず、お尻を浮かせたままにする。

転びにくくなる立位バランス体操

ロコモティブシンドローム（p24）対策に勧められている「ロコトレ」にも取り入れられている「開眼片足立ち」のトレーニング。運動能力に応じたやり方で１日３回を目安に行う。

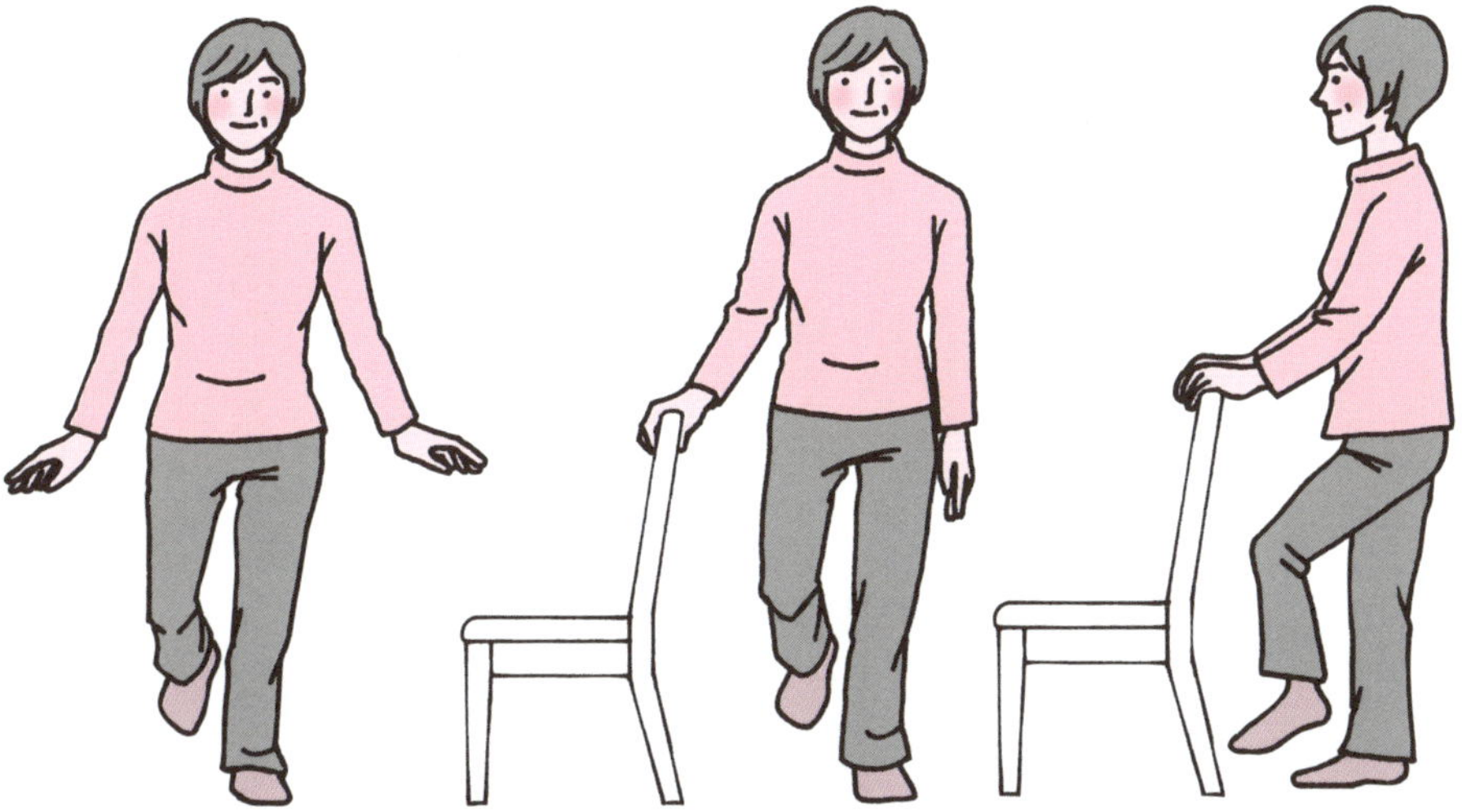

目を開けたまま、片足を床から少し浮かせて、そのまま１分間保つ。終わったら足を替えて同様に。初めはよろけたときに体を支えられるものがあるところで行う。

ふだん外出に杖《つえ》やシルバーカーが必要な人は、しっかりしたいすの背に片手をかけて体を安定させて行う。片足を床から少し浮かせて1分間立ち、足を替えて1分間立つ。

室内の移動に杖や伝い歩きが必要な人なら、しっかりしたいすの背に両手をかけて、さらに体を安定させ、片足を床から少し浮かせて1分間立ち、足を替えて1分間立つ。

ここが聞きたい

Q 家庭用のトレーニング器具はどういうものが腰痛によい？

A 腹筋、背筋、殿筋や脚の筋力が強化されるようなトレーニング器具は、腰痛の予防にも役立てられるでしょうが、「このトレーニング器具が腰痛によい」というものは特にありません。

効率よく鍛えられるという器具は、自分で運動するより負荷が大きい可能性があります。筋力、運動能力に合わないものを使えば、かえって腰痛を悪化させかねません。バランスを崩すと転落のおそれがあるようなものも要注意です。利用するときは、器具のつくりや運動強度が自分に合っているかどうかをよく確認してください。

生活のなかでできる運動

ふだんの生活のなかで歩く機会を増やそう

運動の基本はウォーキング

日常の運動としては、なんといっても自分の足で歩くことが基本です。歩くことは、単に腰を支える筋肉を鍛えるだけでなく、基本的な運動能力を維持するうえで大事です。内臓の働きにもよい影響をもたらし、全身の健康維持に欠かせません。

骨を丈夫に保つにも運動は重要です。骨密度を維持するには、運動で骨に刺激を与え続ける必要があるのです。歩くことは適度な刺激になり、中高年になってからでも、運動することで骨密度を維持できるという研究報告はたくさんあります。

そのほか、水中歩行や水泳なども、腰痛のある人に向く全身運動です。

腰に無理のない方法で積極的に体を動かす

腰部脊柱管狭窄症《ようぶせきちゅうかんきょうさくしょう》があるならカートや杖《つえ》を活用するなど、痛みが出にくい方法を工夫し、積極的に体を動かしてください。まとまった運動をしようとするより、こまめに体を動かす習慣をつけることが大切です。

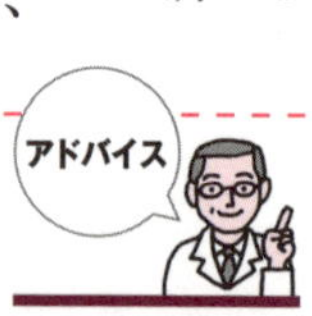

水中運動は、肥満や膝の痛みがある人に向く全身運動

水中運動には、浮力が働くため足腰にかかる負担が小さく、一方で水の抵抗によって全身運動になるというメリットがあります。そのため、腰痛の人にもよく勧められ、特に肥満や膝《ひざ》の痛みがあって運動が十分にできないような人に向きます。

ただし、水泳の場合、背泳ぎやバタフライなどで腰をそらした姿勢になるのは避けたほうが無難です。

日常の運動の基本は歩くこと

一般に、正しいウォーキング姿勢としては、右のようなことがポイントとされている。ただし、あまりフォームを意識しすぎても無理な動きになりかねない。まずは、下の足の運び方を意識して、少し広めの歩幅で歩いてみよう。

足の運び方

- ●出した足はかかとから着地する
- ●足の裏で地面をとらえる
- ●つま先で地面をけって進む

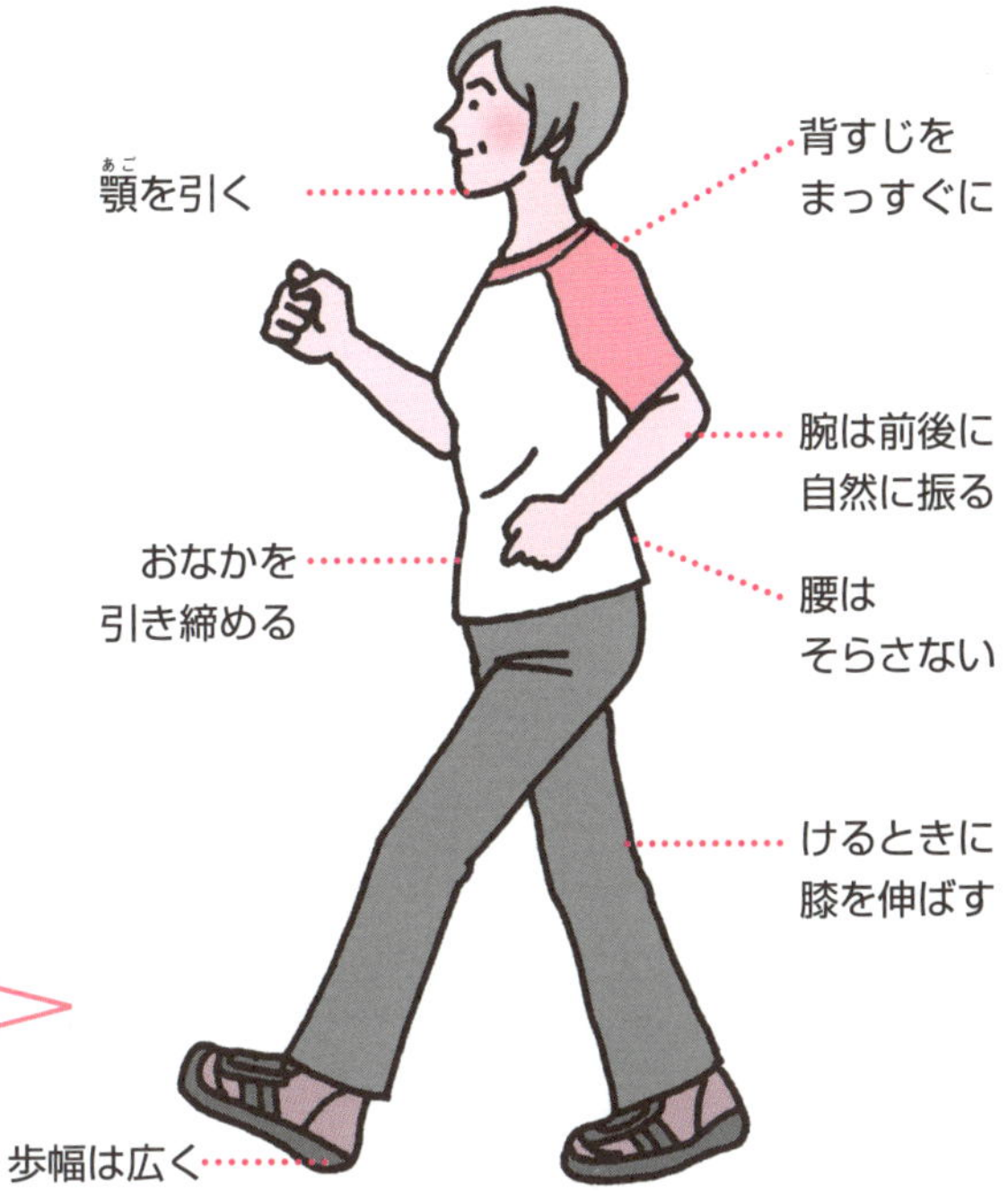
顎《あご》を引く
背すじをまっすぐに
腕は前後に自然に振る
おなかを引き締める
腰はそらさない
けるときに膝を伸ばす
歩幅は広く

●腰部脊柱管狭窄症がある人は

歩くときは上のような姿勢にこだわらず、「軽く腰を曲げて」「ゆっくりと」「歩幅を狭くして」歩き、痛みやしびれが出たら座って休む。杖やカート、自転車などを利用して前かがみの姿勢をとると、無理なく運動できる。

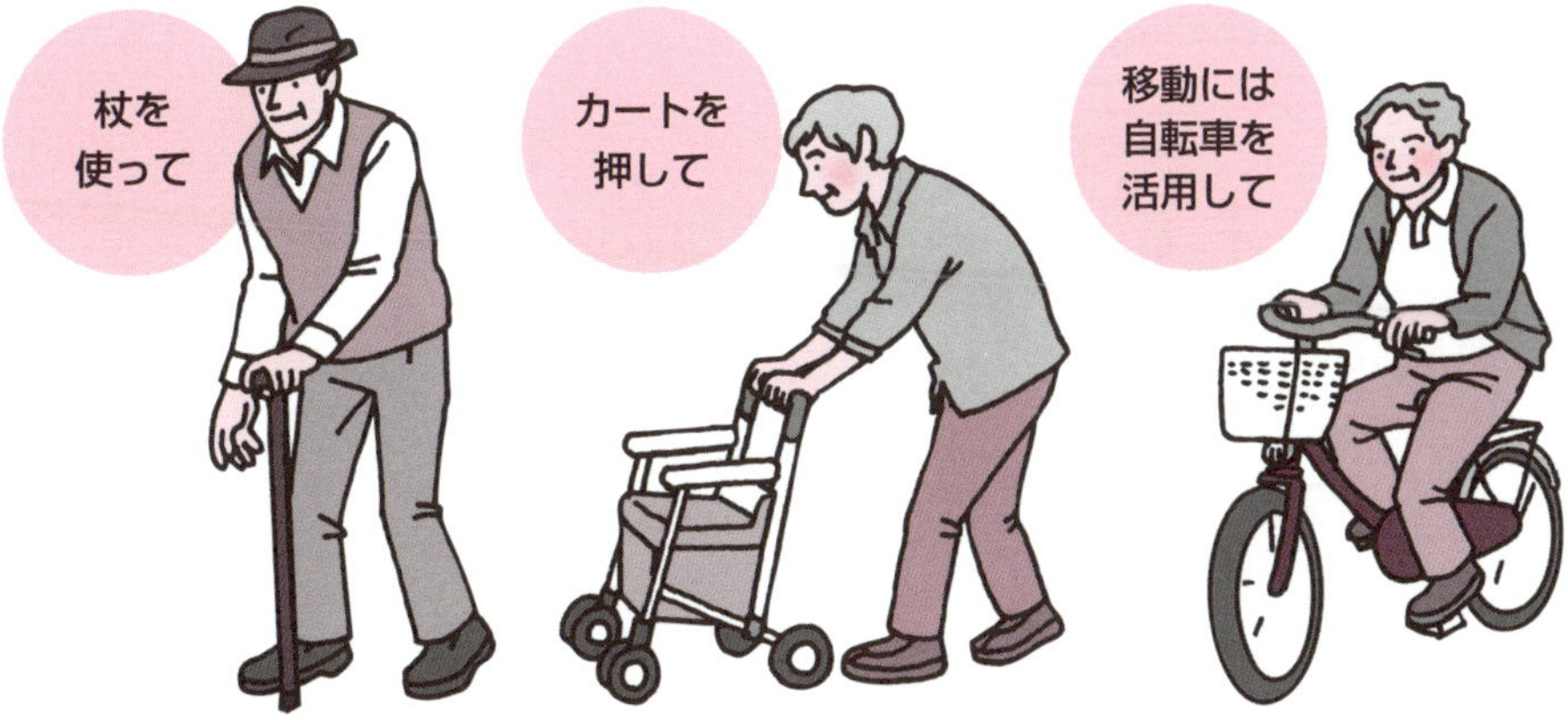
杖を使って
カートを押して
移動には自転車を活用して

腰痛を出さないための環境整備

生活環境を見直して腰痛の誘因を減らす

ちょっとした工夫で腰にかかる負担は減らせる

無意識にとっていた悪い姿勢や、何気ない動作が腰痛の誘因となることがあります。日常の生活環境のなかに腰に負担をかける要因が潜んでいないか見直してみましょう。

すべてを理想的な環境に変えるのは難しいかもしれませんが、問題に気づけば補う工夫もできます。特にふだん長時間続けている仕事や、毎日繰り返し行う家事などは、作業姿勢を少し変えるだけで、腰の負担を

よい姿勢を保てる机といすの関係

デスクワークでは、机といすの高さが体に合っていないと、腰の負担も大きくなる。机の高さは、背すじを伸ばして座ったときにひじが直角になるくらいが望ましい。職場の机やいすは替えられなくても、自分に合った足台やマットを用意することはできる。

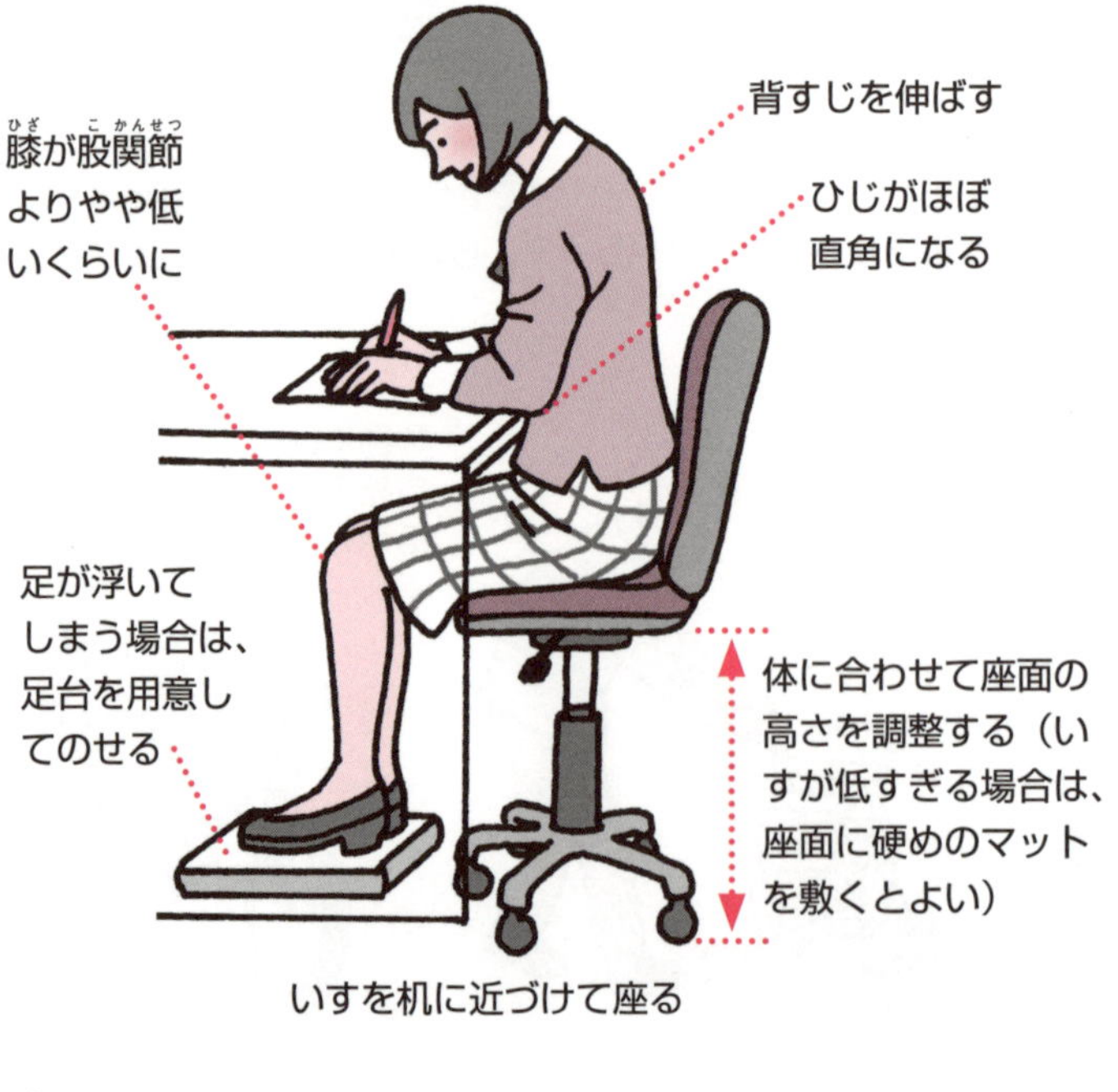

背すじを伸ばす
膝《ひざ》が股関節《こかんせつ》よりやや低いくらいに
ひじがほぼ直角になる
足が浮いてしまう場合は、足台を用意してのせる
体に合わせて座面の高さを調整する（いすが低すぎる場合は、座面に硬めのマットを敷くとよい）
いすを机に近づけて座る

家庭での環境整備

立ち仕事の多いキッチンにはスツールを

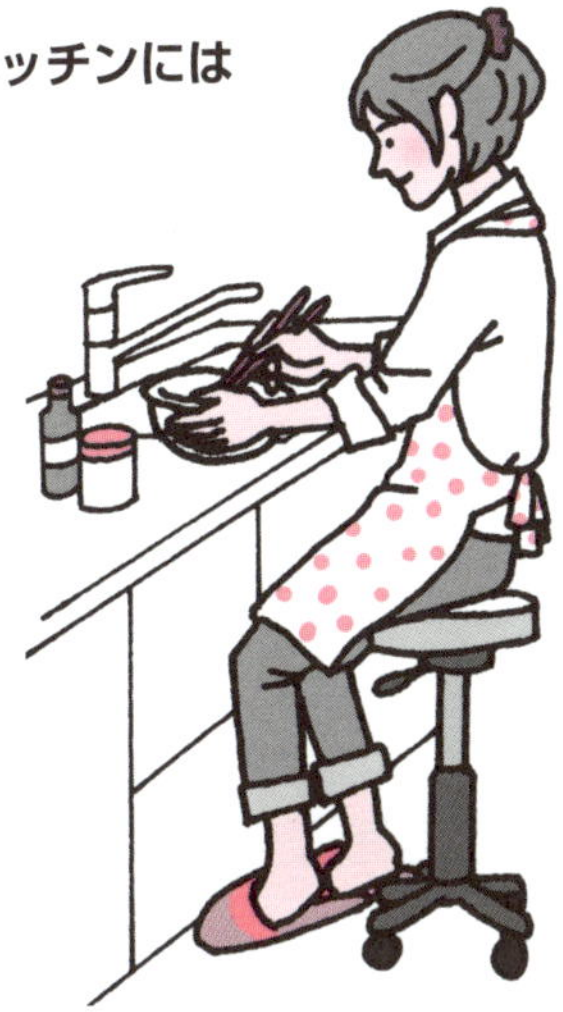

ちょっと腰かけられるスツールがあると、立ち続けずに済む。腰が痛いときには、座ってできる作業はなるべく座って行う。

玄関には靴の脱ぎはきのためのいすを

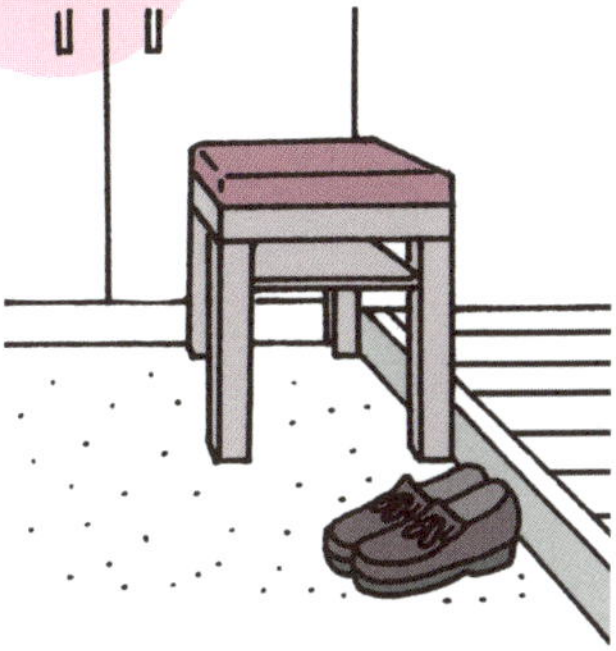

座って靴をはけば、中腰の不安定な姿勢を避けられる。

トイレや浴室には手すりをつける

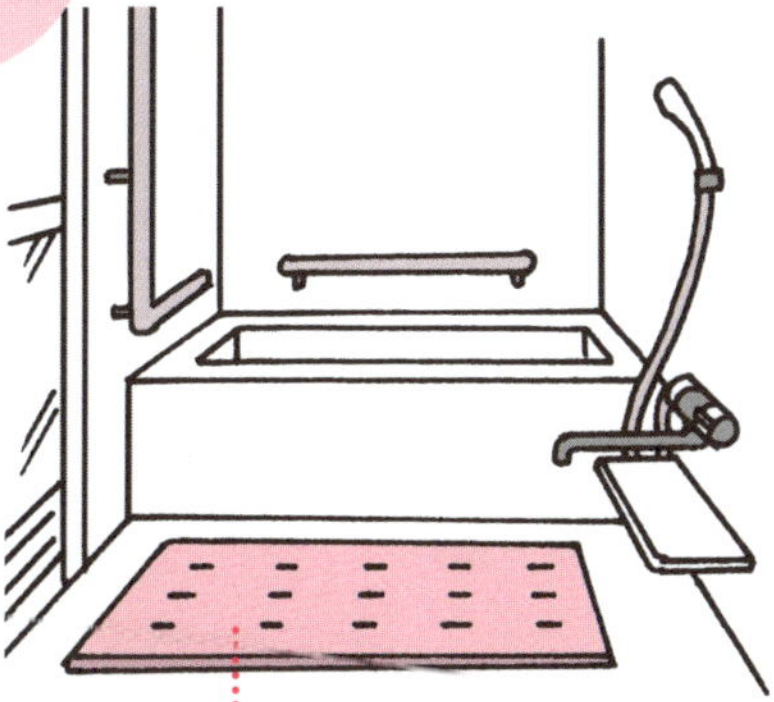

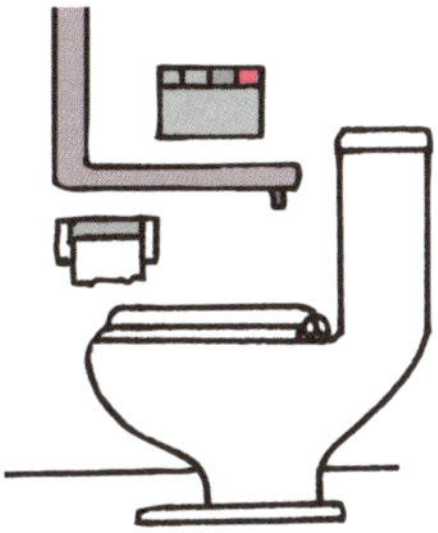

腰痛の人にはトイレは和式より洋式のほうが楽。立ち座りの動作が多いトイレや浴室には、L字型の手すりをつけておくとよい。

物干しのそばには洗濯かごの台を

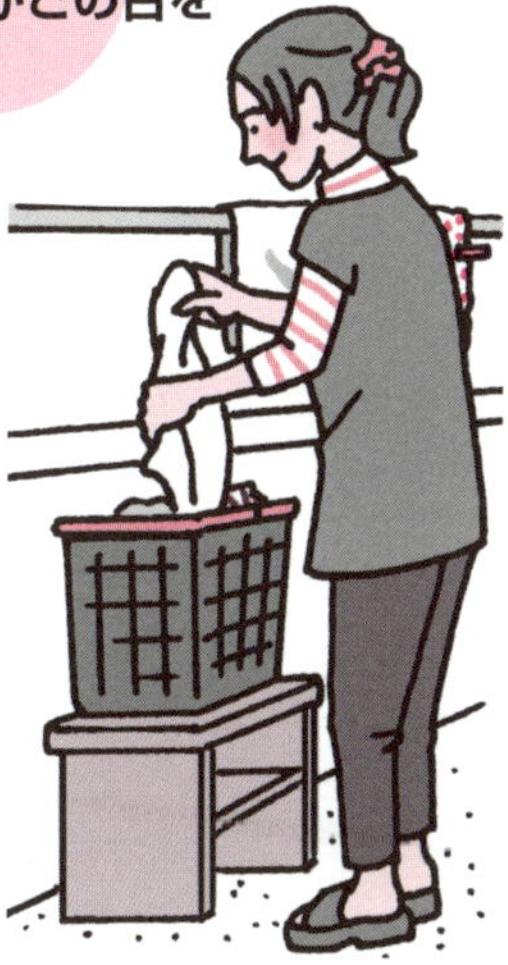

洗濯かごを台にのせるだけで、中腰でかがむ回数が減らせる。一方、物干しは低めのほうが伸び上がらずに済む。

軽減できることがあります。

不安定な中腰姿勢になる動作の多い場所には、いすや台を備えておいたり、手すりをつけたりすれば、腰痛のきっかけも減らせます。立ち座りの動作の多い浴室やトイレには、L字型の手すりをつけるとよいでしょう。玄関に腰かけられるものがあれば、中腰で靴の脱ぎはきをしないで済みます。

骨折予防には家の中で転ばないための工夫も大切

骨が弱くなっている高齢者では、転ぶことが骨折に直結しがちです。多くは家の中でつまずいた、足をすべらせたなど、ささいなきっかけで転んでいます。足もとを見直し、住まいの安全対策を講じましょう。足もとを見やすくしたり、段差を目立つようにすることで、予防できる骨折もあるのです。

転倒を防ぐために

階段には手すりをつけ、足もとを明るくする。特に夜間、トイレへのルートには、自動点灯の照明を備えるとよい。段差や階段の最後の段には、注意を促す目印をつける。

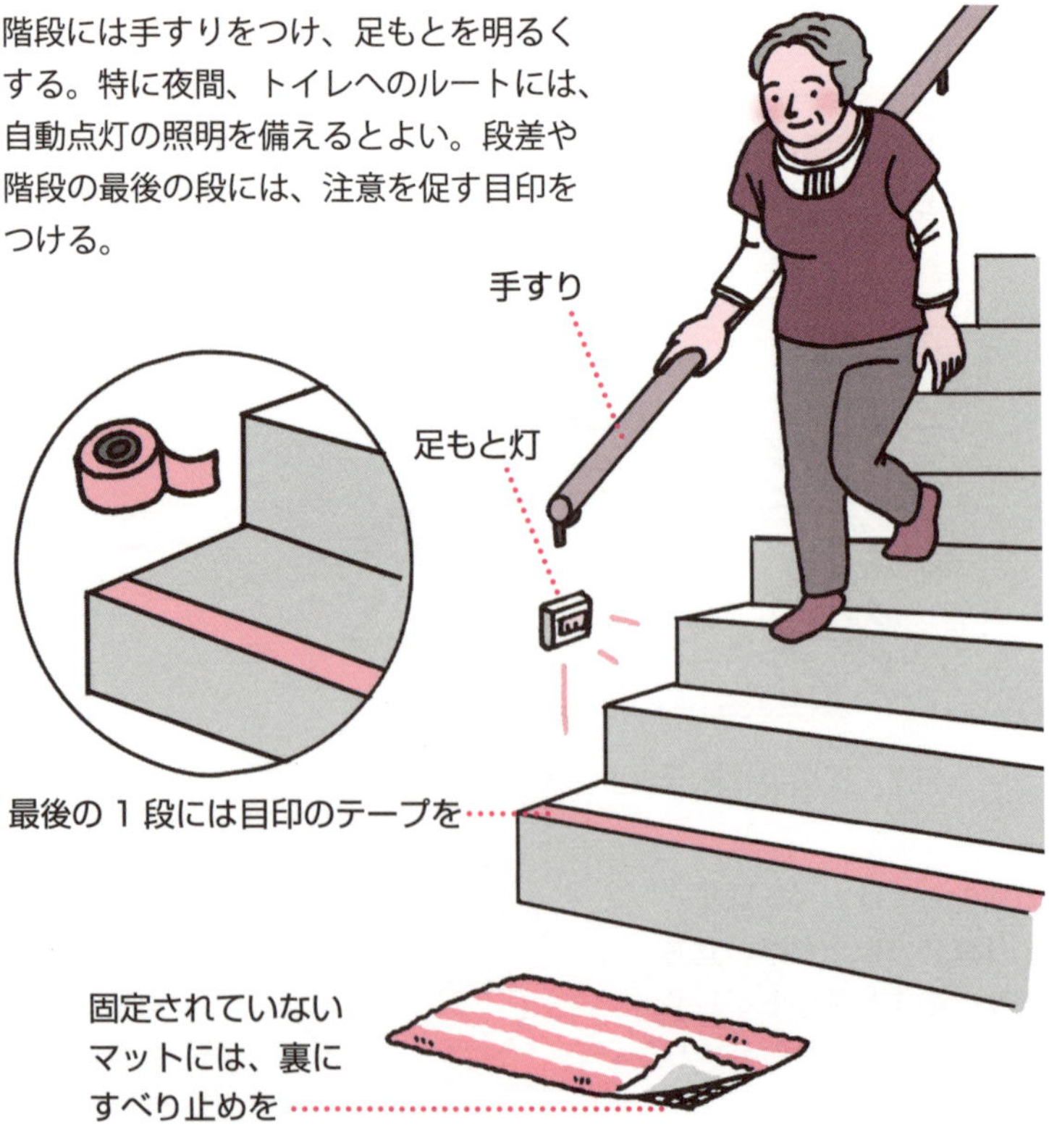
手すり
足もと灯
最後の 1 段には目印のテープを
固定されていない
マットには、裏に
すべり止めを

ここが聞きたい

腰痛を繰り返さないために腰の負担を減らすには

Q 薄い布団、硬い布団のほうが腰によい？

A 腰椎《ようつい》の過度の前弯《ぜんわん》が腰痛の原因になっているような人では、薄い布団、硬い布団で寝るのも、腰痛の軽減に有効です。

一般にも、軟らかすぎる敷布団が望ましくないのは確かでしょう。理想的なのは、脊椎《せきつい》の自然な弯曲《わんきょく》が維持される程度の硬さです。あお向けに寝たときにお尻が沈み込んでしまう布団は軟らかすぎで、腰椎の自然な前弯が消失してしまいます。横向きに寝たときにも骨盤部が沈み込んで、腰の片方に偏った負荷がかかります。

体が痛くなるようでは硬すぎですが、寝心地を損ねない程度に硬めの布団のほうがよいでしょう。

Q 立ちっぱなしの仕事です。腰痛の再発を防ぐには？

A 長時間立ち仕事をする人は、まず中腰にならずに済むように作業台の高さを調節します。足もとに低い踏み台を用意し、作業中は片足を台にのせて、ときどき足を替えるとよいでしょう（p134）。そして、仕事の合間に、歩く機会をつくったり、ストレッチングをして足腰の筋肉を伸ばしたりしましょう。

Q 仕事で長時間、車の運転をしています。腰痛を悪化させないためには？

A 運転中の姿勢は中腰に近い状態で、腰痛のある人はできれば長時間続けるのは避けたいところです。運転するときの姿勢（p136）に気をつけるとともに、しばらく走ったら車を降りて、体を伸ばすように心がけてください。長時間の運転が避けられない場合は、そのときだけコルセットの助けを借りることも考えられます。

車での移動が多い人は、歩くことが減って運動不足になりがちです。運動で腰を支える筋力を強化することも腰痛予防に役立ちます。

Q キッチンの調理台の高さはどのくらいが望ましい？

A 理想的な調理台の高さは「身長の2分の1＋5㎝」といわれています。調理台は簡単には替えられないでしょうが、低すぎると前かがみの姿勢になりやすいので、足つきのまな板を使うなどして、作業する高さを上げるとよいでしょう。

＊自分の病状を整理しておき、受診の際に医師に見せると診断にも役立ちます。

●発症・経過は

症状の現れ方は：（急に痛くなった、徐々に痛くなった、いつからともなく痛い）
思い当たるきっかけは：（なし・あり）
そのきっかけとは：（転倒した、腰をひねった、重い物を持った、スポーツ、庭仕事、発熱）
その他〔具体的に　〕

経過は：（だんだん悪くなっている、よくなる傾向にある、よくなったり悪くなったりしている）

●排泄の異常は：（なし・あり）

症状は：（尿が出るまでに時間がかかる、トイレが近い、尿が残った感じがする、失禁する、便秘）
その他〔具体的に　〕

●日常生活上の支障

〔具体的に　〕

●その他

〈生活の状況〉

仕事は：（座り仕事、立ち仕事、中腰での仕事、外回り、自動車の運転、重い物を取り扱う、家事）
その他〔具体的に　〕

〈既往症〉

重大な病気をしたことがあるか（がんなど）：〔具体的に　〕
大きなけがは：〔具体的に　〕
ほかの病気は：（高血圧、糖尿病、心臓病、肝臓病、腎臓病、アレルギー、胃潰瘍）
その他〔具体的に　〕
使用している薬は：〔具体的に　〕

〈腰痛・坐骨神経痛の治療歴〉

前回の発症は：〔　〕年〔　〕月
その際に行った治療は：（薬物療法、温熱療法、牽引療法、コルセット、ブロック療法、手術）
その他〔具体的に　〕
副作用を経験した薬は：〔具体的に　症状　〕

※この用紙はコピーして使ってください。

あなたの腰痛・坐骨神経痛は？

記入日：　　　年　　月　　日

（　　）内は当てはまるものを丸で囲み、〔　　〕には具体的に記入してください。

●何にいちばん困っているか

〔　　　　　　　　　　　　　　　　〕

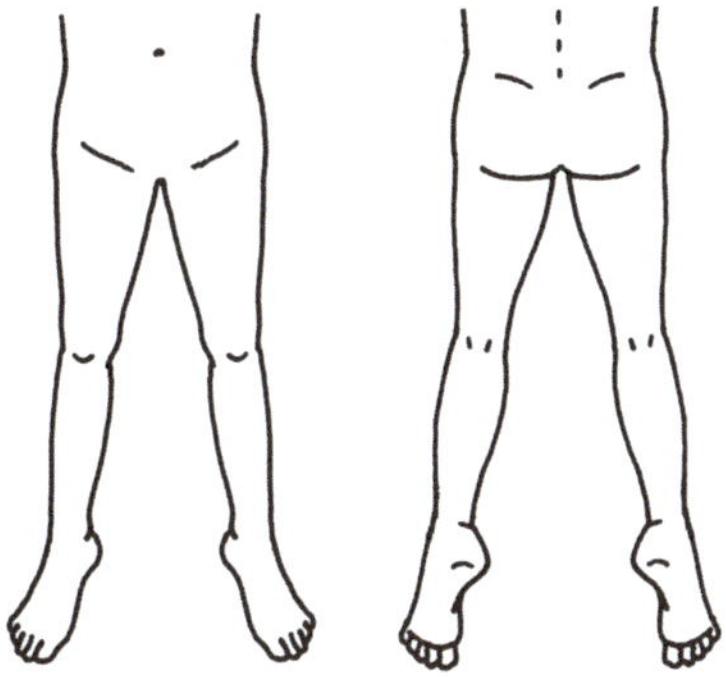

●腰の症状は

腰痛がある部位は：（背中、腰の中央部・右側・左側・全体、お尻の右側・左側・両側）

右の図に痛む部位を書き込んでください。

程度は：痛みのために〔具体的に　　　　　　　　　　　　〕ができなくなった

痛みの性質は：（鈍い痛みが続く、重だるい感じ、ズキズキする痛み、刺すような痛み、響くように痛みが走る）

その他〔具体的に　　　　　　　　　　　　〕

痛みが出るのは：（動き始め、せきやくしゃみ、中腰、そり返り、起き上がるとき）

その他〔具体的に　　　　　　　　　　　　〕

安静にしているときに痛みは：（なし・あり）

痛み以外の腰の症状は：（こり、腫れ、しこり、違和感、重だるさ、熱感、変形）

その他〔具体的に　　　　　　　　　　　　〕

●脚の症状は

痛みは：（なし・あり）

部位は（右脚・左脚・両脚）上の図に痛む部位を書き込んでください。

その他の症状は：（しびれ、感覚が鈍い、冷感、熱感、つまずきやすい、力が入らない、疲れやすい、ふくらはぎが引きつる）

部位は（右脚・左脚・両脚）上の図に部位を書き込んでください。

●歩きにくさは：（なし・あり）

歩行に伴う痛みの現れ方は：（歩いているうちに痛くなる、歩き出すとすぐ痛くなる）

休みなしで歩けるのは：（～5分、～20分、20分～）

休むとまた歩けるようになるか：（はい・いいえ）

休むときに楽になる姿勢は：（座ったりしゃがみ込む、どんな姿勢でも）

●私の運動プラン

体操	歩行
例：１日３回	例：「１日１時間」「１日7000歩以上」など

	7日	8日	9日	10日	11日	12日	13日	14日	15日

	23日	24日	25日	26日	27日	28日	29日	30日	31日

・体操……回数のほか、プランの運動をよく行えたら◎、少しだけれど行ったら○と記入してもよいでしょう。
・歩行……歩いた時間あるいは歩数のどちらかに決めて記入します。
・メモ……痛みの増悪のきっかけ、特別に行った治療などの記録に使ってください。

●今月の成果

例：「腹筋体操が10回できるようになった」など

※この用紙はコピーして使ってください。

年　月　腰痛・坐骨神経痛　自己管理カレンダー

		例	1日	2日	3日	4日	5日	6日
痛みの程度	10							
	9							
	8							
	7							
	6							
	5							
	4	●						
	3							
	2							
	1							
	0							
運動	体操	2回						
	歩行	40分						
メモ		温熱療法						

		16日	17日	18日	19日	20日	21日	22日
痛みの程度	10							
	9							
	8							
	7							
	6							
	5							
	4							
	3							
	2							
	1							
	0							
運動	体操							
	歩行							
メモ								

カレンダーの使い方

・痛みの程度……痛みのないのを「0」、最も強い痛みを「10」として、11段階で印をつけます。

表情評価スケール

0　1　2　3　4　5　6　7　8　9　10

痛くない　ほんの少し痛い　少し痛い　痛い　かなり痛い　非常に痛い

ま行

や行

ら行

た行

な行

は行

さ行

索引

あ行

か行

監修者

戸山芳昭　とやま よしあき

慶應義塾大学名誉教授

1975年慶應義塾大学医学部卒業。同大学医学部整形外科専任講師などを経て、98年より教授、2007年〜09年慶應義塾大学病院長、09年〜17年慶應義塾常任理事、16年より慶應義塾大学名誉教授。日本整形外科学会、日本脊椎脊髄病学会、日本脊髄障害医学会などの学会理事・理事長・会長、日本学術会議会員を歴任。専門は整形外科、特に脊椎脊髄外科、運動器再生医学。

●主な参考文献

『腰椎椎間板ヘルニア診療ガイドライン 改訂第2版』日本整形外科学会・日本脊椎脊髄病学会監修(南江堂)
『腰部脊柱管狭窄症診療ガイドライン 2011』日本整形外科学会・日本脊椎脊髄病学会監修(南江堂)
『腰痛診療ガイドライン 2012』日本整形外科学会・日本腰痛学会監修(南江堂)
『別冊NHKきょうの健康　腰痛、肩こり、手足のしびれ』伊藤達雄・戸山芳昭総監修(NHK出版)
『新版 坐骨神経痛がわかる本』戸山芳昭著(法研)
『図説 腰椎の臨床』戸山芳昭編集(メジカルビュー社)
『整形外科臨床パサージュ 1　腰痛クリニカルプラクティス』中村耕三総編集、山下敏彦専門編集(中山書店)
『腰痛の運動・生活ガイド第4版』菊地臣一・武藤芳照・伊藤晴夫編集(日本医事新報社)
『今日の治療薬 2013』浦部晶夫・島田和幸・川合眞一編集(南江堂)
『名医の図解　腰痛を治す生活読本』伊藤達雄著(主婦と生活社)
『別冊NHKきょうの健康　腰痛』菊地臣一総監修(NHK出版)
『新国民病ロコモティブシンドローム』中村耕三著(NHK出版生活人新書)
『NHKここが聞きたい！ 名医にQ　腰痛のベストアンサー』松本守雄・渡會公治・柴田政彦監修(主婦と生活社)
『腰痛・坐骨神経痛・首の痛みが気になるときすぐに知りたい Q&A』金彪・久野木順一・松本守雄 執筆・監修(学研パブリッシング)

●写真協力：日方智弘(慶應義塾大学医学部整形外科)

これで安心！

腰痛・坐骨神経痛〜痛み・しびれの悩み スッキリ解消！

監修者　戸山芳昭
発行者　高橋秀雄
発行所　**株式会社 高橋書店**
〒170-6014 東京都豊島区東池袋3-1-1 サンシャイン60 14階
電話　03-5957-7103

ISBN978-4-471-40800-8　